高等职业教育医学卫生类专业系

供老年照护、护理、康复等专业用

新形态教材

老年生活照料

主　编　崔　艳　卢　珊
副主编　刘　玲　王　蓉　李　琴

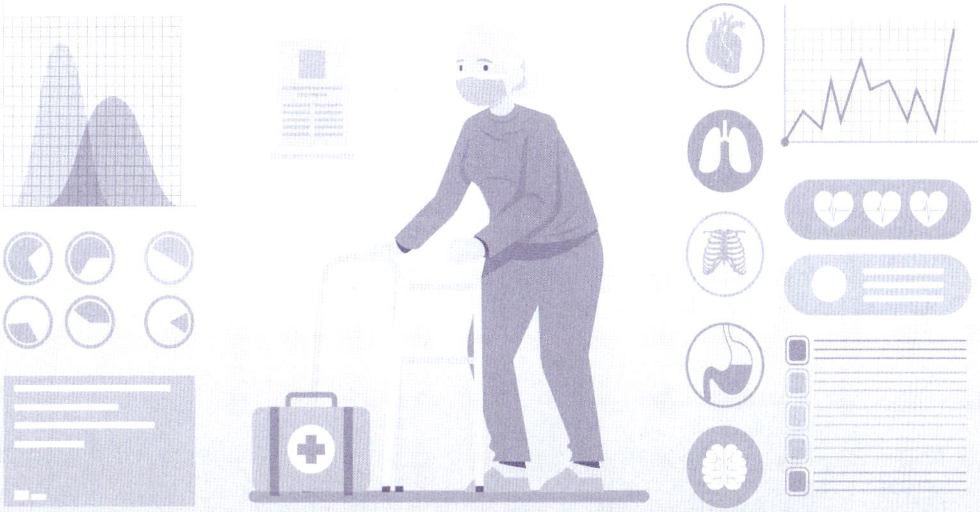

重庆大学出版社　国家一级出版社
全国百佳图书出版单位

内容提要

本书结构设计符合职业院校学生的认知规律，采用模块化设计，以任务为驱动，强调“以学生为中心，理实一体，学做合一”，突出实践性，力求实现情境化教学。本书共分为 7 个项目，26 个任务，每个任务都设有任务工单，任务工单中设置了任务描述、任务目标、任务分析、任务实施、任务总结等。为了更好地完成任务，本书还有配套的数字资源，如以二维码形式呈现操作视频等。学生通过完成任务，搜寻相关知识，总结知识，自我评价，循序渐进，实现知识的积累、分析问题能力的提升、操作技能的增强，从而提高学生的职业胜任能力。

本书可满足职业院校老年护理专业学生的使用，同时还可以应用于“1+X”老年照护职业技能等级证书考前培训、护理员考试培训、老年照料岗位从事者、社会上有老年照料知识需求的学习者使用，立足于行业，应用面广。

本书相关教学资源（课件、视频等）可在重庆大学出版社官网下载。

图书在版编目（CIP）数据

老年生活照料 / 崔艳，卢珊主编．-- 重庆：重庆大学出版社，2024.11.--（高等职业教育医学卫生类专业系列教材）．-- ISBN 978-7-5689-4623-0

Ⅰ. R473.2

中国国家版本馆 CIP 数据核字第 2024RJ5786 号

老年生活照料
LAONIAN SHENGHUO ZHAOLIAO
主 编 崔 艳 卢 珊
策划编辑：袁文华
责任编辑：张红梅　　版式设计：袁文华
责任校对：邹　忌　　责任印制：赵　晟
*
重庆大学出版社出版发行
出版人：陈晓阳
社址：重庆市沙坪坝区大学城西路 21 号
邮编：401331
电话：（023）88617190　88617185（中小学）
传真：（023）88617186　88617166
网址：http://www.cqup.com.cn
邮箱：fxk@cqup.com.cn（营销中心）
全国新华书店经销
重庆正文印务有限公司印刷
*
开本：787mm × 1092mm　1/16　印张：10　字数：239 千
2024 年 11 月第 1 版　　2024 年 11 月第 1 次印刷
印数：1—2 000
ISBN 978-7-5689-4623-0　定价：39.00 元

BIANWEIHUI 编委会

主　编　崔　艳　卢　珊

副主编　刘　玲　王　蓉　李　琴

编　者（排名不分先后）

崔　艳（湖北职业技术学院）

卢　珊（湖北职业技术学院）

刘　玲（湖北职业技术学院）

王　蓉（湖北职业技术学院）

李　琴（湖北职业技术学院）

杨运秀（湖北职业技术学院）

鞠　珊（湖北职业技术学院）

马俊艳（湖北职业技术学院）

尹文玲（孝感市第一人民医院）

唐建宾（华中科技大学同济医学院附属协和医院）

QIANYAN

前 言

随着老龄化社会的到来，我国已经成为世界上老年人口数量最多的国家。由于老年人机体功能衰退，行动不便，所以经常需要他人给予照料。而不少子女由于工作和生活的压力，常常无法照顾老人。如何保障老年人安享晚年，已经成为一个社会性的问题。专业化的养老照顾服务、专业养老技能人才的供不应求，已经成为一个急需解决的问题。

2019 年，国务院办公厅印发了《国务院办公厅关于推进养老服务发展的意见》，同年，教育部等部门联合印发《关于在院校实施“学历证书 + 若干职业技能等级证书”制度试点方案》，启动“学历证书 + 若干职业技能等级证书”制度试点工作。在此背景下，老年照护职业技能等级证书试点项目在国内相关职业院校、养老服务行业开展。专业养老技能人才培养需要专业的教育培训，需要系统化的教材，以提高专业理论知识和专业技能水平，才能为老年人提供有尊严的专业生活照料服务。

本书认真分析老年生活照料所需的职业技能和职业素养，同时结合“1+X”老年照护职业技能等级证书考试的等级标准，采用任务驱动法，设计基于老年生活照料真实工作场景，提高学生知识运用及岗位胜任能力，在突出老年生活照护人员的职业技能培养的同时，将职业素质的培养贯穿始终。本书立足行业，应用面广，可供职业院校老年护理专业学生使用；也可供老年照护从事者、社会上有老年照护知识需求的学习者使用；还可以应用于“1+X”老年照护职业技能等级证书考试考前培训、护理员考试培训。

本书结构设计符合职业院校学生的认知规律，采用模块化设计，以任务为驱动，强调“以学生为中心，理实一体，学做合一”，突出实践性，力求实现情境化教学。本书共分为 7 个项目，26 个任务，每个任务都设有任务工单，任务工单中又设置了任务描述、任务目标、任务分析、任务实施、任务总结等。学生通过完成任务，搜寻相关知识，总结归纳，自我评价，循序渐进，实现知识的积累、问题分析能力的提升、实际操作技能的增强，从而提高职业胜任能力。

本书充分发挥“互联网 + 教材”优势，以二维码为载体，配备了丰富的数字资源，包括 PPT 课件、习题库、案例、思维导图、图片、视频、操作评分标准、教学网站等，帮助学生理解教材中的重点及难点，同时丰富了学生的学习形式，既符合线上线下结合的新型教材改革形势，又满足广大学习者需求，同时还便于教师创新教学模式。

由于编者水平有限，书中不足之处在所难免，恳请广大读者批评指正，以便及时修正，我们将不胜感激。

编　者

2024 年 9 月

MULU 目 录

项目1　照料环境营造

项目导入

居室是人们生活、学习和工作的重要场所之一，老年人大部分时间都在居室内生活。良好的居室环境不但可以让老年人身心愉悦，防止疾病的传播，而且可以消除环境中的不利因素，增强老年人的抵抗力。因此，照料人员既要掌握老年人居室环境的布局与调控，还要掌握居室环境的清洁与消毒，为老年人营造良好的居室环境，保证老年人的身心健康。

本项目共2个学习任务：老年人居室环境的布局与调控；老年人居室环境的清洁与消毒。

学习目标

1. 培养认真倾听老年人诉求并理解老年人的耐心和责任心。

2. 掌握老年人居室环境布局与调控的内容和方法；掌握老年人居室环境清洁和消毒的方法。

3. 能正确地为老年人营造良好的居室环境，并能正确地对老年人居室环境进行清洁与消毒。

任务 1.1　老年人居室环境的布局与调控

随着年龄增大，老年人户外活动逐渐减少，室内活动逐渐增多，适宜的居室环境是老年人安度晚年的重要条件，因此，需要结合老年人的身心需求，科学、合理地布局与调控老年人的居室环境。

1）老年人居室环境的布局

老年人居室环境的布局原则为简洁、舒适、安全、便利、无障碍。布局居室环境时应按照老年人的特殊需求，营造良好的居家环境。

（1）地面和过道

通行地面要求平整，材质防滑、保暖。尽量不在居室内设台阶、不平地板、光滑瓷砖等，以防老年人摔倒；尽量不设门槛，并且过道、门要宽敞，同时设计便于轮椅出入的通道，以方便老年人安全出入。

（2）卧室

老年人的卧室要求雅静、干净、舒适、干燥、阳光充足、空气流通。房间的朝向最好选择向南或者东南，保证有足够的阳光；门窗、墙壁的隔音效果好，房间的通透性好，以利于保持安静和通风换气；最好安装遮光窗帘，保障老年人的休息与睡眠；床要牢固、稳定，高矮合适，以老年人坐在床上时足底能完全着地、膝关节与床成近90° 最为理想，保证老年人上下床安全；床垫软硬适中，被褥柔软，透气性好，以棉质品最佳；枕头软硬、高低适中（一般以 7 ～ 8 cm 高为宜）。床旁配有床头灯或台灯、呼叫系统，以便照明和及时呼叫照料人员（图 1-1）。

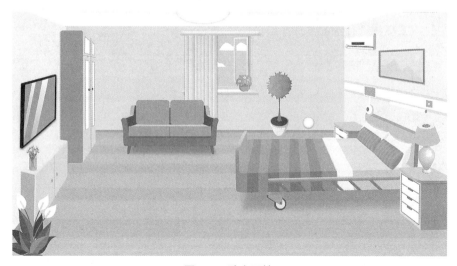

图 1-1　卧室环境

（3）浴室

浴室的设计应注重健康性、安全性、舒适性，位置应尽量靠近老年人的卧室，地面应平整、防水、防滑。洁具宜选用白色，以利于观察老年人的尿、便排泄情况。洗浴空间应根据尺寸选择适合、坚硬、牢固的安全扶手，浴室门应选用方便开启的推拉门、折叠门或外开门，以便老年人在发生意外时能被及时发现和救助。另外，浴室也需安装夜间照明或地灯、呼叫系统。

（4）家具和装饰

居室的家具宜轻便小巧，设计成圆角，防止磕碰。沙发不宜太软，太软不利于老年人起身。在居室的色彩选择上，应偏古朴、平和、沉着，宜选用比较温暖的颜色烘托出亲近、祥和的意境，一般选用米色、淡黄色等暖色调，也可以根据老年人的喜好和居室的功能进行选择。窗帘、床单多选用淡雅色，灯光使用同一色系，强弱适中，保持老年人的心情舒畅。可以在室内、走廊和院内种植一些花草、树木，在墙上悬挂字画、壁饰，在窗台和桌上摆放小型花卉、盆景，营造出有益老年人身心健康的温馨、舒适的居住环境。

2）老年人居室环境的调控

（1）居室的采光与通风

①居室的采光　随着年龄的增长，老年人的视觉功能会逐渐下降，辨别颜色的能力也会逐渐减弱，突然进入昏暗或亮堂的环境，会因视物不清而陷入恐惧或因反射光引起眩晕。因此，老年人的房间光线要充足，适当的照明光线有助于防止老年人跌倒或绊倒，保证老年人的生活安全。

冬季室内日照时间应不少于 3 小时，为了使适量的紫外线射入室内，应经常开窗，并保持居室窗户的清洁、明亮，以便阳光直接照射到室内。

当夜间或阴天等自然光线不足时，可采用人工光源进行照明。也可为老年人居室设置可调照明度的灯具或控制面板，以提高照明舒适度。为了方便老年人从事不同活动时选用适当的灯具进行照明，通常为老年人居室安装主灯、夜灯和阅读灯。主灯亮度应足够、稳定、分布均匀。夜间睡觉时，可根据老年人的生活习惯，采用夜灯或关闭灯光，以利于睡眠。阅读时，宜选用色温高、无闪频的专业阅读灯具，保护老年人的视力。老年人经常活动的地方，如室内、走廊、楼梯、阳台等处均应安装照明设备，保护老年人的安全。

②居室的通风　每天开窗通风不少于两次，每次不少于 15 分钟，冬季室外空气相对较冷，每次通风的时间不宜过长，最多 30 分钟。可购置一台小型高效负离子发生器或安装新风系统，保持空气流通和新鲜。

（2）居室的温湿度调节

老年人由于体温调节能力较低，容易受温热环境的影响，因此，保持合适的居室温湿度是很有必要的。

老年人房间的温度：冬季以 18 ～ 22 ℃为宜，夏季以 28 ～ 30 ℃为宜。温度过高会使老年人神经系统受到抑制，干扰消化及呼吸功能，还会出现咽干、舌燥、心情烦躁等症状；温度过低会因冷刺激使人缺乏动力，肌肉紧张，容易导致老年人受凉。

老年人房间的湿度一般以相对湿度 50% ～ 60% 为宜。湿度过高，空气潮湿，有利于细菌繁殖，同时水分蒸发慢，汗液排出缓慢，人会感到憋闷；湿度过低，室内空气干燥，可导致老年人出现呼吸道黏膜干燥、口干、咽痛、口渴等症状。

（3）居室的声音调节

老年人的居室环境应保持安静，尽量避免噪声。噪声会影响老年人的休息和睡眠，导致健康问题。

（4）居室的清洁与整理

老年人的居室应定期清洁、整理，每天擦拭地面、门窗、家具，使用过的物品，如痰杯、水杯、便壶等需每日清洗，定期消毒，保持环境的清洁。居室内的物品应摆放整齐，位置相对固定，用后及时整理，保证老年人行走安全。

操作视频 为老年人布置居室环境

任务工单 1-1 老年人居室环境的布局与调控

<table>
<tr><th>项目名称</th><th colspan="2">任务清单内容</th></tr>
<tr><td>任务描述</td><td colspan="2">李奶奶，70 岁，退休职员，自理老年人。脑梗死后左侧肢体偏瘫，整日情绪低落，不愿外出，家属反映李奶奶现在居住的房间轮椅出入不方便，东西多且色调太沉闷，担心会加重李奶奶低落的情绪。为了方便李奶奶的日常生活并愉悦她的心情，想重新布置室内环境</td></tr>
<tr><td>任务目标</td><td colspan="2">能正确评估李奶奶的生活习惯，并为李奶奶创造良好的居室环境，使李奶奶身心健康</td></tr>
<tr><td>任务分析</td><td colspan="2"></td></tr>
<tr><td rowspan="2">任务实施</td><td>评估</td><td></td></tr>
<tr><td>实施</td><td></td></tr>
</table>

续表

项目名称	任务清单内容	
任务实施	注意事项	
任务总结		
实施人员		
任务评价		

（崔艳）

任务 1.2　老年人居室环境的清洁与消毒

老年人机体的各项器官功能日益衰退，抵抗力也在逐渐下降，更容易被细菌或病毒感染，从而出现各种疾病。一个整洁、干净的居室环境能够使老年人感到舒适、心情愉悦，有利于促进老年人的身心健康。

1）老年人居室环境的清洁

（1）清洁

清洁是指运用物理方法清除物体表面污垢、尘埃和有机物的过程，达到减少和去除微生物的目的。常用的清洁方法包括手工清洁（干式清洁法、湿式清洁法）和机械清洗，常用的清洁工具及用品有抹布、百洁布、拖布、板刷、扫帚、水桶、鸡毛掸、吸尘器及清洁剂等。

（2）居室环境的清洁顺序

室内清洁工作要遵循“从上而下，从内到外，由相对干净处到相对脏处”的原则。

（3）居室环境的清洁

①室内空气　因为老年人大部分时间是在室内度过，所以室内空气的质量也直接影响着老年人的健康。开窗通风是降低室内空气污染、保持室内空气清新的有效措施，

通过开窗通风可以减少呼吸道疾病的传播；调节室内温湿度使空气新鲜，让老年人感觉舒适。

开窗通风时段一般为 8：00—10：00 及 14：00—16：00，每次以 20 ～ 30 分钟为佳。可选择老年人外出时打开窗户，如果开窗通风时老年人在室内则应注意保暖，不要使对流风吹到老年人，空气质量较差时应减少开窗时间。

②地面　地面的清洁可采用湿式清扫法，避免灰尘飞扬。工具用完后应清洗，晾干备用。

③天花板、墙壁　清扫前，工作人员应做好个人防护，如戴好防尘头巾及口罩等，房间内应无人。根据不同材质选择合适的清洁方法，如木板墙、彩色瓷砖和可水洗天花板可用湿布蘸稀释的肥皂水轻抹，不可用力以免伤及表面；不能水洗的天花板（如粉刷的天花板）、壁纸墙等，应用鸡毛掸掸去尘埃，但不论是哪种天花板，沾上污垢时，不要用力猛擦以免损坏天花板，可用 1 小杯酒精和 1 小匙清洁剂混合后，用喷雾器喷在污垢处，然后用热毛巾覆盖以去除污垢。清洁天花板时不要让水流到墙上，可在家具和地板上铺防滴布或者报纸进行保护。

④家具　家具表面的灰尘应用鸡毛掸清除，尽量不要用水擦洗，必要时可用潮湿的细软布轻擦，不可用碱水、肥皂水、洗衣粉溶液擦洗，以免影响油漆亮度或造成油漆脱落。家具表面的污渍可用细软布蘸温茶水轻轻擦拭，不可用酒精、汽油或其他化学溶剂擦拭，也不要使劲猛擦，以免损伤漆膜。真皮沙发的表面一般可用去污剂或干毛巾擦拭；布艺沙发可用吸尘器吸尘，或者用湿布擦拭，并用熨斗熨烫，有条件可将沙发套拆下清洗后再使用。

⑤床单位　老年人每日晨起及午睡后，照料人员要对床单位进行清扫整理，保持床单位的整洁从而使老年人感觉舒适。整理时，可用扫床刷套上含有含氯消毒剂的刷套进行清扫，注意床上是否留有药片等硬物，以免损伤老年人的皮肤。一般每月更换两次床单、被套等，如有污染，随时更换。

⑥电视机及计算机　应在关机状态下清洁，可用干软布轻轻擦拭灰尘，再用脱脂棉球蘸专用清洁剂清洁。

⑦冰箱　先将电源拔除，然后将食品拿出，除霜，用软布蘸温水或中性洗涤剂擦拭冰箱，再用干净毛巾将冰箱内外擦拭干净，并及时清理冰箱内过期、变质的食物。

⑧洗衣机　定期使用专用洗衣机清洁剂清洗，日常应经常清洗筒内的过滤器以保持排水通畅。洗衣完毕后不要马上盖上盖子，应使其干燥，以防细菌滋生。

⑨空调　应经常清洗空调过滤网，取出过滤网后用干净的过滤网刷子清理掉过滤网上的绝大部分脏物，然后浸泡在空调清洗液或除污剂或中性清洁剂中，最后用清水洗净。清洗空调时应先切断电源。

⑩坐便器　坐便器外侧可用专用抹布擦拭，不易清洁的部分可用旧牙刷刷洗。坐便器内侧可用专用洁厕剂浸泡 10 ～ 15 分钟，再用刷子刷洗污垢，最后放水冲净。

⑪浴缸　可用浴缸清洁剂均匀喷洒在浴缸上，15 分钟后再使用海绵或绒布擦洗，最后用清水冲净。

2）老年人居室环境的消毒

（1）消毒

消毒是指用物理或化学方法清除或杀灭物体上的病原微生物（不包括细菌的芽孢），使其达到无害化程度的过程。

（2）常用的消毒方法

①物理消毒法

a. 燃烧消毒法：一种简单、迅速、彻底的灭菌方法，一些被污染的物品如金属、搪瓷类物品等可采用此法。

b. 机械消毒法：通过冲洗、刷、擦、抹、扫、通风和过滤等方法把细菌从物体表面除掉或从物体中滤除的除菌方法。例如，家庭居室内开窗通风，可减少室内空气中病原体的数量；可洗涤的物品，经过擦拭洗涤，可以去除物体表面大量的病原体。

c. 煮沸消毒法：适用于耐湿、耐高温的物品，可用于餐具、衣服、毛巾等物品的消毒，是一种常用的家庭消毒方法。

d. 高温高压消毒法：用高温高压灭菌，不仅可杀死一般的细菌、真菌等微生物，对芽孢、孢子也有杀灭效果，是最可靠、应用最普遍的物理灭菌法，适用于棉花、敷料等物品的消毒。

e. 紫外线消毒法：紫外线波长是 200 ～ 275 nm，杀菌最强的波段是 250 ～ 270 nm，多用于空气和物品表面的消毒。

f. 日光曝晒消毒法：也称日光消毒法，是一种利用阳光的热、干燥和紫外线作用来杀灭细菌的方法，常用于毛毯、床垫、衣物、书籍等的消毒。

g. 微波消毒法：通过照射微波产生热量从而杀菌消毒的方法，常用于食物及餐具的消毒。

②化学消毒法

a. 擦拭消毒法：一种用化学消毒剂擦拭被污染物体表面的方法，常用于地面、家具、陈列物品的消毒。

b. 浸泡消毒法：将被消毒物品洗净、擦干后浸泡在消毒液中，常用于餐具、便器、呕吐物、排泄物的消毒。

c. 喷雾消毒法：用喷雾器将化学消毒剂均匀地喷洒在空气中或物体表面进行消毒的方法，常用于地面、墙壁、环境等的消毒。

d. 熏蒸消毒法：将消毒剂加热或加入氧化剂使其变成气体进行消毒的方法，常用于传染病人居住过的房间及室内表面物品的消毒。

（3）常用的消毒剂

①含氯消毒液（如 84 消毒液、漂白粉等） 适用于餐（茶）具、家具、环境等的消毒。物品消毒常用浓度为 0.05%（500 mg/L），排泄物消毒常用浓度为 0.1%（1 000 mg/L），隔离消毒常用浓度为 0.2%（2 000 mg/L）。消毒液应置于阴凉、干燥处密封保存。配制消毒液时，应戴好口罩和手套，避免接触皮肤，如不慎入眼，应立即用水冲洗。严重者

应及时就医。含氯消毒液对金属有腐蚀作用，对织物有漂白作用，不宜用于金属制品、有色衣服及油漆家具的消毒。

②过氧乙酸消毒液　适用于耐腐蚀物品、环境等的消毒。0.2% ～ 1% 的浓度用于浸泡物品，0.2% ～ 2% 的浓度用于环境喷洒。消毒液应存放于阴凉避光处，防止高温引起爆炸。高浓度溶液有刺激性和腐蚀性，配制时应戴口罩和手套。过氧乙酸消毒液对金属及织物有腐蚀作用，不宜用于金属物品的消毒。

③含醇消毒剂（如乙醇等）适用于手、皮肤及小物体表面的消毒。乙醇浓度一般为 70% ～ 80%，含醇类手消毒剂浓度大于 60%。含醇消毒剂易燃，且有较强的挥发性，应远离火源，置于阴凉、干燥、通风处密封保存。含醇消毒剂有一定的刺激性，不宜用于黏膜及创面的消毒。

（4）居住环境的消毒

①室内空气

a. 紫外线消毒法：一般每 10 m^2 安装 1 个 30 W 的紫外线灯管，照射距离不超过 2 m，就可以保证消毒效果，消毒时间为 30 ～ 60 分钟，灯亮后 5 ～ 7 分钟开始计时。为保证安全，紫外线照射时老年人应离开房间，照射后通风换气，开窗通风 30 分钟后才可进入房间。

b. 喷雾消毒法：用 2% 过氧乙酸溶液按 8 mL/m^3 进行喷洒消毒，然后关闭门窗，1 小时后开窗通风。

c. 熏蒸消毒法：可用 15% 过氧乙酸按 7 mL/m^3 加热熏蒸 120 分钟，还可将食醋按 5 ～ 10 mL/m^3 加热水 1 ～ 2 倍加热熏蒸，密闭门窗 30 ～ 120 分钟可达到消毒目的。

②地面　将拖布刷洗干净、控干后浸入 0.05% 含氯消毒液中，控干后拖地；耐腐蚀地面还可用 0.1% 过氧乙酸拖地或 0.2% ～ 0.5% 过氧乙酸喷洒。

③家具　将抹布浸泡在 0.05% 含氯消毒液中，拧干后擦拭家具表面；不耐腐蚀的金属表面可用 75% 乙醇擦拭；多孔材料表面可用 0.1% 含氯消毒液喷洒；还可将家具的抽屉、柜门打开，关闭房间门窗，在居室内采用熏蒸消毒法和喷雾消毒法进行消毒。

④餐具　将餐具洗净后全部浸没在沸水中煮沸 15 ～ 30 分钟；或用蒸锅、蒸屉，水烧开产生蒸汽后开始计时，消毒时间 20 ～ 30 分钟；还可采用 0.5% 过氧乙酸、0.5% 漂白粉等消毒液浸泡消毒，一般消毒 15 ～ 30 分钟，浸泡后再用清水冲洗干净；如有条件还可采用烤箱或微波消毒。

⑤被服　用沸水将床单、衣服、毛巾等纺织品煮沸 15 ～ 30 分钟；用 250 ～ 500 mg/L 的含氯消毒剂将织物全部浸没，作用 30 分钟，消毒后用清水将残留的消毒剂冲洗干净。毛毯、床垫等还可在日光下暴晒 6 小时，定时翻动，可达到消毒效果。

⑥便器　痰盂、便盆等便器可用 0.5% 的漂白粉澄清液或 0.5% 的过氧乙酸溶液浸泡 30 分钟，冲洗干净后干燥备用。

⑦浴缸　可选用 84 消毒液浸泡 30 分钟后用清水冲洗干净。

任务工单 1-2　老年人居室环境的清洁与消毒

<table>
<tr><th>项目名称</th><th colspan="2">任务清单内容</th></tr>
<tr><td>任务描述</td><td colspan="2">李爷爷，70 岁，育有一儿一女，1 年前老伴去世后随儿子在国外生活，因难以适应国外饮食及生活环境想回国内生活。李爷爷在国内生活的女儿为其找了一间住房，并通过中介聘请了一位养老护理员为父亲提供生活照料，与照料人员联系后让其在父亲入住前对房屋进行清洁与消毒</td></tr>
<tr><td>任务目标</td><td colspan="2">根据房屋情况，采用正确的方法对居室进行清洁与消毒，为李爷爷提供一个安全舒适的居住环境</td></tr>
<tr><td>任务分析</td><td colspan="2"></td></tr>
<tr><td rowspan="3">任务实施</td><td>评估</td><td></td></tr>
<tr><td>实施</td><td></td></tr>
<tr><td>注意事项</td><td></td></tr>
<tr><td>任务总结</td><td colspan="2"></td></tr>
</table>

续表

项目名称	任务清单内容
实施人员	
任务评价	

（卢珊）

项目2 饮食照料

项目导入

饮食是人类最基本的需要之一，与健康有着密切的关系。随着年龄的增长，老年人身体机能会出现退行性改变，生活自理能力逐渐降低，进食进水会出现一定的困难，影响老年人的健康。因此，加强饮食照护，对维持老年人健康有着重要的意义。

本项目共包括3个学习任务：协助老年人进食；协助老年人进水；为戴鼻饲管老年人喂食。

本项目重点介绍老年人进食进水的种类、要求及观察要点，协助老年人进食的方法与技巧。

学习目标

1. 培养吃苦耐劳的职业精神。
2. 能根据老年人的病情和自理能力，协助老年人进食进水。
3. 能为戴鼻饲管的老年人喂食。
4. 能列出老年人进食、进水的种类及常用的鼻饲饮食。
5. 能说出老年人进食进水的注意事项和观察要点。

任务 2.1　协助老年人进食

由于老年人的咀嚼、吞咽、消化能力降低，其饮食也不同于普通成年人，因此照料人员应加强饮食照护，使饮食满足老年人的营养需求，从而保证老年人健康。

1）老年人的饮食种类及饮食总热量

（1）饮食种类

一般把老年人饮食分为基本饮食、治疗饮食和试验饮食 3 种。

①基本饮食　根据老年人的咀嚼、消化能力及身体需要，基本饮食可分为普通饮食、软质饮食、半流质饮食、流质饮食 4 类。

a. 普通饮食：适用于不需要特殊饮食的老年人。营养均衡，美味可口，易消化、无刺激性的食物均可采用。

b. 软质饮食：适用于饮食不便、消化不良、低热和疾病恢复期的老年人。食物以软烂、易于咀嚼和消化为主，如面条、软饭、馒头等，菜和肉应切碎煮烂。

c. 半流质饮食：适用于咀嚼能力较差和吞咽困难的老年人。食物呈半流质状态，如米粥、面条、馄饨、蛋羹、豆腐脑等。此类饮食无刺激性，纤维素含量少且营养丰富。

d. 流质饮食：适用于进食困难或采用鼻饲管喂食的老年人。食物呈流质状态，如奶类、豆浆、藕粉、米汤、果汁、菜汁等。此类饮食因所含热量及营养素不足，故不能长期食用。

②治疗饮食　在基本饮食的基础上，根据病情需要，适当调整总热量和某些营养素以达到治疗目的的饮食称为治疗饮食。老年人的治疗饮食可满足老年人在疾病期间的营养需要，主要分为以下几种。

a. 高热量饮食：在两餐之间提供含有热量的饮料或点心，如牛奶、豆浆、鸡蛋等。半流质或流质饮食者可加浓缩食品，如奶油、巧克力等。每日供给总热量 3000 kcal 左右。高热量饮食适合患有甲状腺功能亢进症、高热、胆道疾病等病症的老年人。

b. 高蛋白饮食：在基本饮食的基础上增加含蛋白质丰富的食物，如肉类、鱼类、蛋类、乳类、豆类等，蛋白质的供给量为每日每千克体重 2 g，总量不超过 120 g，总热量 2 500 ～ 3 000 kcal。高蛋白饮食适合患有慢性消耗性疾病、肾病综合征、严重贫血或癌症晚期等病症的老年人。

c. 低蛋白饮食：每日饮食中蛋白质含量不超 30 ～ 40 g，应多补充蔬菜和含糖量高的食物，以维持正常热量。低蛋白饮食适合限制蛋白质摄入者，如患有急性肾炎、尿毒症、肝性昏迷等病症的老年人。

d. 高纤维素饮食：选择富含纤维素的食物，如芹菜、韭菜、新鲜水果、粗粮、豆类等。高纤维素饮食适合患有便秘、肥胖症、肠道消化不良、心血管疾病等病症的老年人。

e. 低纤维素饮食：食物中纤维素含量极少且易于消化的饮食，如瓜茄类、炖烂的肉类、蛋类、奶制品等。低纤维素饮食适合易腹泻的老年人。

f. 低盐饮食：每日可摄入食盐不超过 2 g 或酱油 10 mL，但不包括食物内自然存在的氯化钠。低盐饮食适合患有心血管疾病、肾脏病（急性、慢性肾炎）、肝硬化、重度高血压等病症，但水肿较轻的老年人。

g. 无盐、低钠饮食：无盐饮食，即除食物内自然含氯化钠外，不摄入食盐、酱油或其他含钠的调味料烹调的饮食。低钠饮食，即除无盐外，还须控制摄入食物中自然存在的钠量（每天控制在 0.5 g 以下）。除禁食腌制食品外，还应禁食含钠量高的食物和药物，如发酵粉（油条、挂面）、汽水（含小苏打）和碳酸氢钠药物等。无盐、低钠饮食的适用范围同低盐饮食，但一般适合水肿较重的老年人。

h. 低脂肪饮食：膳食脂肪占膳食总热量的 30% 以下或者全天脂肪摄入量小于 50 g 的饮食。高脂血症及动脉硬化的老年人不必限制植物油（椰子油除外）。低脂肪饮食适合有肝胆疾患、高脂血症、动脉硬化、肥胖及腹泻等病症的老年人。

i. 低胆固醇饮食：膳食中胆固醇含量为每日 300 mg，少量含有动物内脏、脑、蛋黄、鱼子等的饮食。低胆固醇饮食适合患有动脉硬化、高胆固醇血症、冠心病等病症的老年人。

③试验饮食　试验饮食为配合临床检验而设，应在医护人员指导下进食。

（2）饮食总热量

食物和水是维持生命的物质基础，食物提供人体所需的营养，为人体生长发育、组织修复和维持生理功能提供必需的营养素和热能。食物中含有可被人体消化、吸收、利用的成分称为营养素，一般可分为七大类：糖类、蛋白质、脂肪、无机盐、维生素、膳食纤维和水。其中，糖类、蛋白质和脂肪 3 种营养素能产生热量，是人体的能量来源，统称产能营养素。由于老年人消化器官功能减退，活动量减少，对食物的消化、营养的吸收等功能均减退，从食物中摄取的营养素相应减少，所需的能量也随着年龄增长而减少。

①合理控制热量　老年人的饮食营养要合理，荤素、粗细、干稀搭配要符合要求。老年人的全天热量供给约 3 000 kcal。蛋白质、脂肪、碳水化合物比例适当，三者的热量比例分别是 10% ～ 15%、20% ～ 25%、60% ～ 70%。

老年人的饮食热量供给是否合适，可通过观察体重变化来衡量。当体重在标准值 ±5% 内，说明热量供给合理；当体重高于标准值的 10%，说明热量供给过量；当体重低于标准值的 10%，说明热量供给不足。

体重变化与热量供给的关系，一般可用如下公式粗略计算：

女性老年人体重标准值（kg）=[身高（cm）− 105] ×0.92

男性老年人体重标准值（kg）=[身高（cm）− 100] ×0.90

②完善饮食结构　老年人的日常饮食中应注意各类食物的合理搭配。膳食要多样化，多食杂粮、豆类、鱼类、蛋类、奶类、海产品类、蔬菜和水果等，保持营养平衡和营养素比例适宜，形成适合老年人的科学合理的饮食结构。总之，老年人在饮食结

构上强调荤素、粗细、水陆物产、谷物豆类搭配合理。做到“四低、一高、一适当”，即低脂肪、低胆固醇、低盐、低糖、高纤维素、适当蛋白质。

2）老年人进食观察

（1）进食的总量

一日三餐是中国人的习惯，老年人的一日三餐要根据自身的特点来定。每天的进食量应根据上午、下午、晚上的活动量均衡地分配到一日三餐中。主食宜粗不宜细，老年人每日进食谷类 200 g 左右，并适当地增加粗粮比例。蛋白质宜精，每日由蛋白质供给的热量，应占总热量的 10% ～ 15%，可按每千克体重 1 ～ 1.5 g 供给。脂肪宜少，老年人应将由脂肪供给的热量控制在 20% ～ 25%，每日用烹调油 20 g 左右，并以植物油为主。但是，脂肪也不能过少，否则会影响脂溶性维生素的吸收。维生素和无机盐应充足，老年人要多吃新鲜瓜果、绿叶蔬菜，每天不少于 300 g。适宜的进食量有利于维持正常的代谢活动，增强机体的免疫力，提高防病抗病能力。

（2）进食的速度

老年人进食宜慢，以利于食物的消化和吸收，同时预防在进食过程中发生呛咳或噎食。

（3）进食的温度

老年人进食的温度以温热不烫嘴为宜。这是因为老年人唾液分泌减少，口腔黏膜抵抗力弱，不宜进食过热食物，同时也不宜进食过凉的食物，凉的食物容易伤脾胃，影响食物的消化、吸收。

（4）进食的时间

根据老年人生活习惯，合理安排进餐时间。一般早餐时间为 6：00—7：00，午餐时间为 11：00—12：00，晚餐时间为 17：00—19：00。此外，为了适应肝糖原储备减少及消化吸收能力降低等特点，在保证老年人一日三餐正常进食外，还可适当在晨起、餐间或睡前补充一些糕点、牛奶、饮料等。进食的总体原则是少食多餐，利于消化吸收，减轻消化系统的压力。

3）识别异常情况并及时报告

在进食过程中，老年人原有病情加重或突发其他意外时，应立即停止进食，报告上级老年照料人员并积极进行处理。进食后，若老年人自觉不适，应指导其不要立即平卧，休息片刻后再卧床，以免食物反流。发生呛咳时，应立即停止进食，轻拍背部，休息片刻。发生鱼刺误食等导致喉咙处有异样感时，应立即送往医院就诊。

【操作步骤】

表 2-1 协助老年人进食的操作步骤及要点说明

操作步骤		要点说明
评估	(1)老年人：评估老年人的病情，吞咽反射、咀嚼功能及自理能力	❖ 确认吞咽状态和咀嚼功能、牙齿缺损等情况及自理能力
	(2)环境：室内干净、整齐、明亮、舒适，适合进餐	❖ 无异味
	(3)照料人员：着装整洁，修剪指甲，洗手	❖ 七步洗手法
	(4)用物：准备轮椅或床上支架（或过床桌）、靠垫、枕头、毛巾等	❖ 用物备齐，摆放有序
	(5)食物：食物种类、软硬度、温度等符合老年人的饮食习惯	
实施	(1)核对沟通：携用物至床边，核对床号、姓名，向老年人解释本次进餐食物，询问有无特殊要求，取得老年人的配合	❖ 询问老年人进食前是否需要大小便，根据需要协助
	(2)摆放体位：根据老年人自理程度及病情采取适宜的进食体位（如轮椅坐位、床上坐位或半卧位、侧卧位等） ▲ 轮椅坐位：轮椅与床成 30°，固定轮子，抬起脚踏板。叮嘱老年人双手环抱照料人员脖颈，照料人员双手环抱老年人的腰部或腋下，协助老年人坐起，双腿垂于床下，双脚踏稳地面，再用膝部抵住老年人的膝部，挺身带动老年人站立并旋转身体，使老年人坐在轮椅中间，后背贴紧椅背，将轮椅上的安全带系在老年人腰间 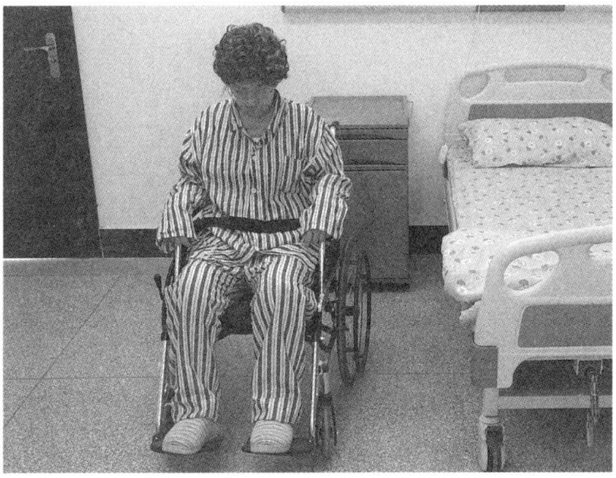 （轮椅坐位）	❖ 适用于下肢功能障碍或行走无力的老年人

续表

	操作步骤	要点说明
实施	▲ 床上坐位：按上述环抱方法协助老年人在床上坐起，将靠垫或软枕垫于老年人后背及膝下，保证坐位稳定舒适。床上放置餐桌 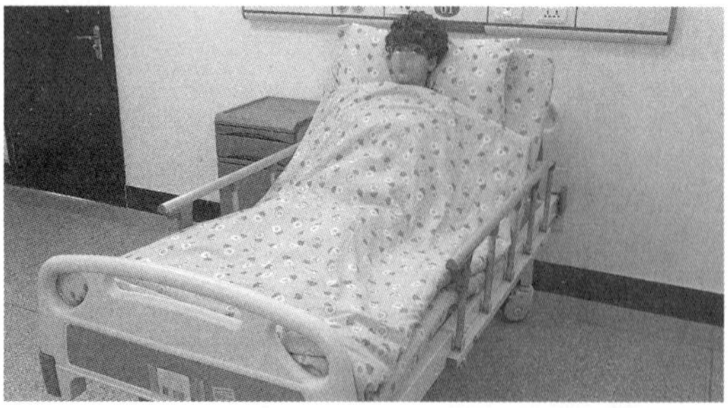 （床上坐位）	❖ 适用于下肢功能障碍或行走无力的老年人
	▲ 半卧位：使用可摇式床具时，将床头摇起，抬高至与床具水平面成 30°～45°。使用普通床具时，可用棉被或靠垫支撑老年人背部使其上身抬起。采用半卧位时，应在身体两侧及膝下垫软枕以保证体位稳定 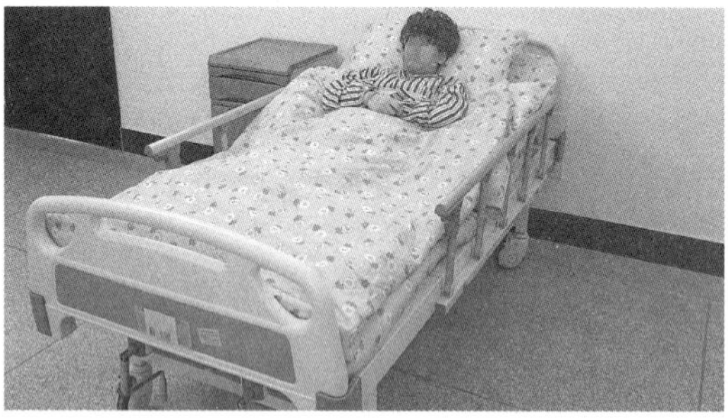 （半卧位）	❖ 适用于完全不能自理的老年人
	▲ 侧卧位：使用可摇式床具时，将床头摇起，抬高至与床具水平面成 30°。照料人员双手分别扶住老年人的肩部和髋部，使老年人面向照料人员侧卧，肩背部垫软枕或楔形垫 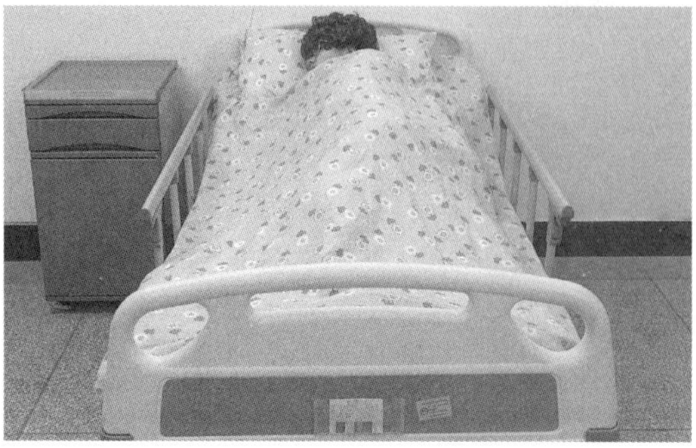 （侧卧位）	❖ 适用于完全不能自理的老年人

续表

	操作步骤	要点说明
实施	（3）协助进餐：为老年人系上围裙或将毛巾垫在老年人颌下及胸前，照料人员将已准备好的食物盛入老年人的餐具中并摆放在餐桌上 ▲ 能够自己进餐的老年人：鼓励其自行进餐。指导老年人上身坐直并稍向前倾，头稍向下垂 ▲ 不能自行进餐的老年人：由照料人员喂饭。先用手触及碗壁感受并估计食物温热程度，用汤匙喂食时，每口食物量以汤匙的 1/3 为宜 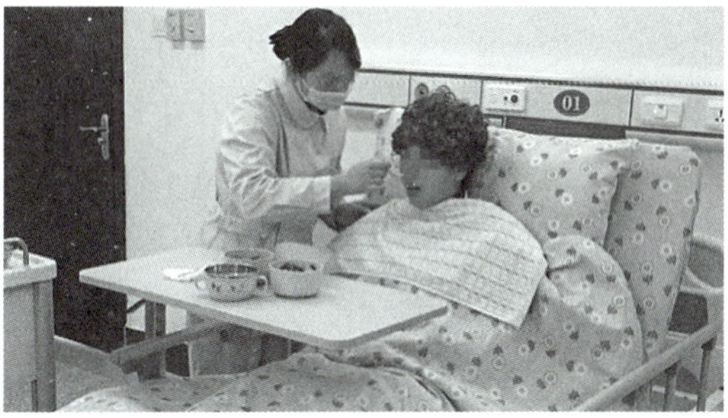 （协助进餐） ▲ 视力障碍能自己进食的老年人：照料人员将盛装温热食物的餐碗放至老年人的手中（确认食物的位置），再将汤匙递到老年人手中，告知食物的种类，叮嘱老年人缓慢进食。进食带有骨头的食物时，要特别告知小心进食，进食鱼肉类食物前照料人员要先协助剔除鱼刺。如老年人要求自己进食，可按时钟平面图放置食物，并告知进食方法、食物名称，以利于老年人按顺序摄取	❖ 食物温度适宜 ❖ 食物温度太高，易发生烫伤；温度太低，易引起胃部不适 ❖ 对于咀嚼或吞咽困难的老年人可将食物打碎成糊状，再协助其进食 ❖ 老年人进食过程中如发生呛咳、噎食等情况，应立即进行急救处理并通知医护人员及家属 ❖ 叮嘱老年人进餐时细嚼慢咽，不要边进食边讲话，以免发生呛咳、噎食
	（4）操作后：照料人员协助老年人进餐后漱口，并用毛巾擦干口角水痕。叮嘱老年人进餐后不宜立即平卧，保持进餐体位 30 分钟后再卧床休息	❖ 老年人进餐后不宜立即平卧，以防止食物反流
	（5）整理用物：照料人员撤去毛巾等用物，整理床单。将呼叫器放于老年人枕边。使用流动水清洁餐具，必要时进行消毒	❖ 询问老年人有无其他需求，及时满足
	（6）进餐记录：记录进餐的时间、内容、量；进餐过程中老年人有无异常情况	
评价	（1）质量标准：老年人进食安全、舒适；操作中不玷污床单及老年人衣服；恰当处理异常情况	
	（2）熟练程度：程序正确，操作规范，动作熟练，在规定的时间内完成	
	（3）人文关怀：关心老年人，老年人感到满意；沟通有效，充分体现人文关怀	

操作视频
协助老年人进食

任务工单 2-1　协助老年人进食

项目名称	任务清单内容	
任务描述	王爷爷，70 岁，患糖尿病 20 年，近期出现视物模糊，需要照料人员喂食。王爷爷前天进食时被烫伤。现在是午餐时间，王爷爷害怕进食，担心又被烫伤。照料人员小李要帮助王爷爷用午餐	
任务目标	王爷爷紧张、害怕情绪得到缓解，愿意并配合进餐，进餐过程顺利，无烫伤、呛咳现象	
任务分析		
任务实施	评估	
	实施	
	注意事项	
任务总结		
实施人员		
任务评价		

（杨运秀）

任务 2.2 协助老年人进水

老年人由于机体老化，心肾功能下降，机体调节功能降低，容易出现身体脱水。另外，老年人由于担心呛咳、尿多而不愿喝水，更容易发生缺水或脱水。因此，照料人员要关注老年人每天的水摄入情况，经常向老年人解释喝水的重要性，督促、鼓励老年人少量多次饮水，以满足生理活动的需要。

1）老年人进水分类

水占人体重量的 60% ～ 70%，是维持人体正常生理活动的重要物质，人可一日无食，不可一日无水。水的来源主要是喝水，进食菜汤、果汁，食物和体内代谢生成。水主要通过消化系统（粪便）、呼吸系统、皮肤（汗液）和泌尿系统（尿液）排出体内。老年人进水的种类主要有白开水、豆浆、酸奶、鲜榨果汁、绿茶 5 种。

①白开水　对老年人来说，白开水不仅能稀释血液、降低血液黏稠度、促进血液循环，还能减少血栓发生的危险，预防心脑血管疾病，是最适合老年人补充的水分。

②豆浆　可强身健体增强体质；大量纤维素能有效阻止糖的过量吸收，减少糖分，预防糖尿病；豆浆中所含的豆固醇和钾、镁是抗钠盐物质，可防止高血压。

③酸奶　易被人体消化和吸收，具有促进胃液分泌、增强消化的功能，也有润肠的功能，对便秘有缓解作用；酸奶中所含的乳酸能与钙结合，促进钙的吸收；酸奶中的 3- 羟基-3 甲基戊二酸和乳酸可降低血液中的胆固醇，起到调节血脂的作用。

④鲜榨果汁　老年人适当喝果汁可以助消化、润肠道，补充膳食中营养成分的不足。

⑤绿茶　可抗氧化，促进老年人的免疫系统健康；促进消化道蠕动，帮助消化；有助于降低血压，降低患心血管疾病的风险。

2）老年人补水情况的观察

①补水的总量　老年人除了饮食中的水分外，每日饮水量以 1 500 ～ 2 000 mL 为宜。

②补水的温度　老年人饮水的温度以温热不烫嘴为宜，不宜过凉或过热。

③补水的时间　根据老年人自身的情况指导其日间摄取足够的水分，19: 00 后应控制饮水，尤其是咖啡和茶水，以免夜尿增多，影响睡眠。

3）识别异常情况并及时报告

饮水过程中注意观察老年人有无呛咳现象，如有应停止饮水，休息片刻后再继续饮水。当误吸同时伴有呼吸困难、面色苍白或紫绀等情况时，应立即停止饮水并及时报告上级照料人员，积极进行相关处理。

【操作步骤】

表 2-2　协助老年人进水的操作步骤及要点说明

	操作步骤	要点说明
评估	(1) 老年人：评估老年人的病情、吞咽反射、自理能力	
	(2) 环境：室内干净、整齐、明亮、舒适，适合进水	❖ 无异味，有进餐氛围
	(3) 照料人员：着装整洁，修剪指甲，洗手	❖ 七步洗手法
	(4) 用物：茶杯或小水壶盛装其容积 1/2 ～ 2/3 的温开水，准备吸管、汤匙及小毛巾	❖ 根据需要准备轮椅或床上支架（或过床桌）、靠垫、枕头、毛巾等
实施	(1) 核对沟通：照料人员向老年人解释操作目的、饮水时需要配合的动作等，取得老年人的配合	
	(2) 摆放体位：协助老年人取安全、舒适、可操作体位（如轮椅坐位、床上坐位、半卧位、侧卧位或平卧位等），面部侧向照料人员	
	(3) 测试水温：将小毛巾围在老年人颌下，前臂试水温（以不烫手为宜）	❖ 开水晾温后再递到老年人手中或喂水，防止发生烫伤
	(4) 协助饮水：分以下两种情况： ▲ 能够自己饮水的老年人：鼓励老年人手持水杯或借助吸管饮水，叮嘱老年人饮水时身体坐直或前倾，小口饮用，以免发生呛咳。若出现呛咳，应稍事休息再饮用 ▲ 不能自理的老年人：可借助吸管饮水；使用汤匙喂水时，水盛装量为汤匙容积的 1/2 ～ 2/3，老年人咽下后再喂下一口，不宜太急 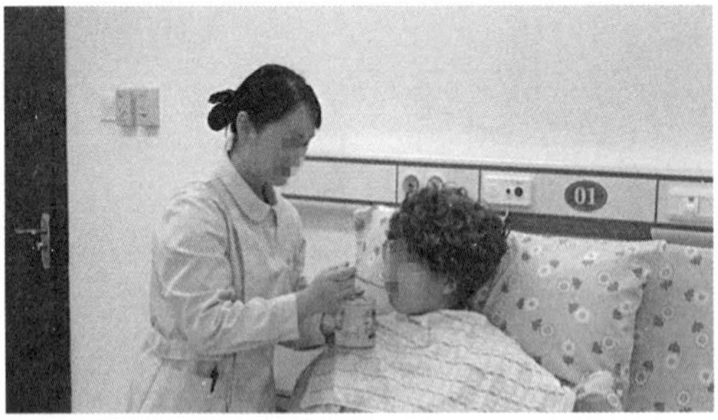 （协助老年人饮水）	❖ 饮水过程宜慢，防止反流发生呛咳、误吸 ❖ 对不能自理的老年人每日分次定时喂水 ❖ 叮嘱老年人饮水后不能立即平卧
	(5) 整理用物：撤去毛巾，整理床单。使用流动水清洁水杯或水壶，然后放回原处。询问老年人有无其他需求，将呼叫器放于老年人枕边	❖ 询问老年人有无其他需求，及时满足
	(6) 洗手记录：洗手，记录老年人饮水次数和饮水量	

续表

操作步骤		要点说明
评价	（1）质量标准：进水过程顺利，无安全风险	
	（2）熟练程度：程序正确，操作规范，动作熟练，注意安全	
	（3）人文关怀：耐心、细心、沟通有效，让老年人感到满意	

任务工单 2-2　协助老年人进水

项目名称	任务清单内容	
任务描述	李爷爷，73 岁，1 年前因高血压、脑出血行手术治疗，现神志清楚，但语言和运动功能尚未恢复，长期卧床，无法表达自己的意愿，生活完全不能自理，需要照料人员帮助喝水。李爷爷由于担心喝水后尿多，增加麻烦，常常不愿喝水。中午查房时，照料人员小张发现李爷爷嘴唇干燥，应补充水分，小张将通过吸管帮助李爷爷喝水	
任务目标	李爷爷理解饮水的重要性并配合喝水，喝水过程顺利，未出现呛咳现象	
任务分析		
任务实施	评估	
	实施	
	注意事项	
任务总结		

续表

项目名称	任务清单内容
实施人员	
任务评价	

（杨运秀）

任务 2.3　为戴鼻饲管老年人喂食

当老年人由于吞咽、咀嚼功能减退或者疾病等不能经口腔进食时则需要鼻饲进食，为了确保鼻饲安全，照料人员应掌握经鼻饲管喂食的方法及相关知识。

1）鼻饲的定义

鼻饲就是将胃管经一侧鼻腔插入胃内，从管内灌注流质饮食、水和药物的一种方法。鼻饲管由护士插入，喂食由照料人员完成。

2）鼻饲的目的

对不能经口进食的老年人，可通过胃管供给营养丰富的流质饮食，以保证老年人摄入足够的营养、水分和药物，维持生命。

3）鼻饲的适应证

根据老年人的身体状况以及老年疾病的特点，可为以下状况的老年人提供鼻饲照料：

①意识障碍、痴呆等不能由口进食的老年人。

②因脑血管意外导致经口进食有困难的老年人，进食后出现严重呛咳的老年人。

③其他原因引起进食困难，导致严重营养不良，水、电解质紊乱，酸碱平衡失调的老年人。

4）常用的鼻饲饮食种类

根据老年人的消化能力、身体需要，鼻饲饮食种类可分为混合奶、匀浆混合奶和要素饮食 3 类。

①混合奶　是一种用于鼻饲的流质食物，适用于身体虚弱、消化功能差的鼻饲老年人。其主要成分包含牛奶、豆浆、藕粉、豆粉、米粉、鸡汤、奶粉、新鲜果汁、菜汁（如青菜汁、番茄汁）等。混合奶的主要特点是营养丰富，易消化吸收。

②匀浆混合奶　适用于消化功能良好的鼻饲老年人。匀浆混合奶是将混合食物（类似正常膳食内容）用电动搅拌机打碎成均匀的混合浆液。其主要成分包含牛奶、豆浆、豆腐、煮鸡蛋、瘦肉末、熟肝、煮蔬菜、煮水果、烂饭、稠粥、去皮馒头、植物油、白糖和盐等。匀浆混合奶的主要特点是营养平衡，富含膳食纤维，易消化，配制方便。

③要素饮食　是一种化学精制食物，含有人体所需的易于消化吸收的营养成分，适用于患有非感染性严重腹泻、消化吸收不良、慢性消耗性疾病的老年人。其主要成分包含游离氨基酸、单糖、主要的脂肪酸、维生素、无机盐和微量元素等。要素饮食的主要特点是无须经过消化过程即可直接被肠道吸收和利用，为人体提供热量及营养。

5）鼻饲喂食前的观察

每次经鼻饲管灌入食物前，照料人员应查看鼻饲管的固定情况，插入的长度是否与鼻饲管标记的长度一致，如鼻饲管脱出应由护士重新留置。同时还应检查鼻饲饮食种类、量，保证食物新鲜、无污染。

【操作步骤】

表 2-3　为戴鼻饲管老年人喂食的操作步骤及要点说明

	操作步骤	要点说明
评估	（1）老年人：评估老年人的意识状态、自理能力及身体状态，如有无腹泻、便秘等情况；鼻饲饮食的种类、量，鼻饲饮食时间等	❖ 鼻饲量应参考老年人的食量
	（2）环境：室内干净、整齐、明亮、舒适，适合进食	❖ 无异味
	（3）照料人员：着装整洁，修剪指甲，洗手	❖ 七步洗手法
	（4）用物：灌注器（或注射器）、毛巾、鼻饲饮食、温水、弯盘、别针、皮筋或小线、纱布 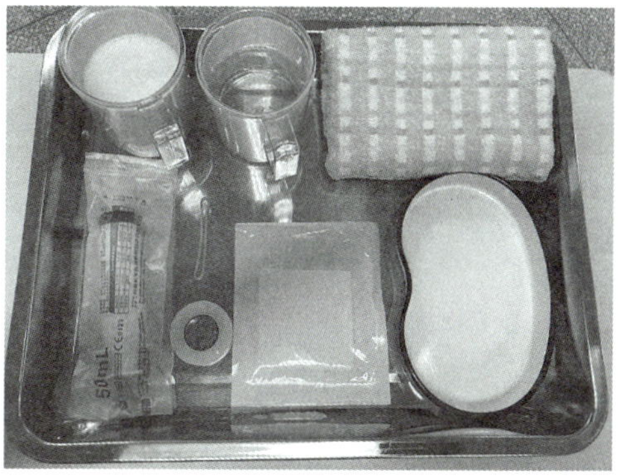 （用物）	

续表

操作步骤		要点说明
实施	（1）核对沟通：对于能有效沟通的老年人，照料人员向老年人解释操作的目的、配合要点，取得老年人的配合	❖ 根据需要协助排便
	（2）摆放体位：根据老年人的身体情况，协助其摆放舒适的体位（坐位、半卧位）。在老年人颌下垫毛巾，将弯盘置于毛巾上，松开鼻饲管，末端置于弯盘内	❖ 坐位有利于老年人吞咽 ❖ 半卧位时，利用床或枕头将老年人的头部和整个上半身抬起 30°～50°，头后部垫上小垫枕，使头部与食管形成角度，以便利用重力使食物流入胃内
	（3）检查鼻饲管：检查鼻饲管固定是否完好，插入的长度是否与鼻饲管标记的长度一致，鼻饲管胶带固定处皮肤有无破损	❖ 如果有管路滑脱、皮肤破损，应立即通知医护人员处理
	（4）进行鼻饲： ▲ 打开鼻饲管末端盖帽，将灌注器与鼻饲管末端连接并抽吸胃液，有澄清透明的胃液抽出，表明胃管在胃内，推回胃液或胃内容物 ▲ 用灌注器从水杯中抽取 20 mL 温开水，用手腕掌侧试温，感觉温热不烫手，连接鼻饲管向老年人胃内缓慢灌注，再盖好鼻饲管末端盖帽 ▲ 抽吸鼻饲饮食，每次 50 mL，用手腕掌侧试温，感觉温热不烫手，用纱布擦拭灌注器乳头部分，打开鼻饲管盖帽并连接，缓慢推注，灌注后反折胃管盖好胃管盖帽，再次抽吸鼻饲饮食，同法至鼻饲饮食全部推注完毕 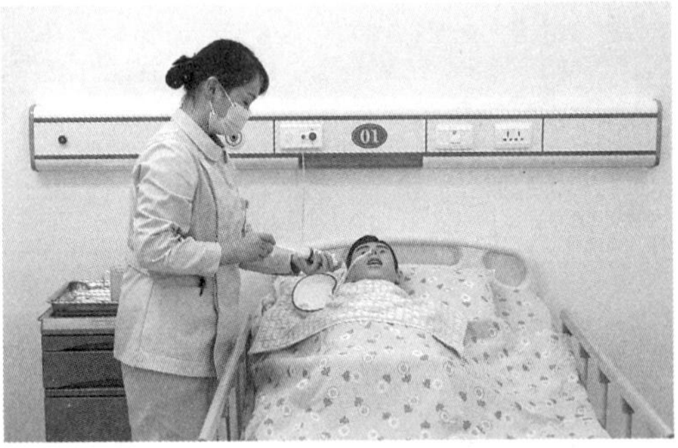 （为老年人鼻饲） ▲ 鼻饲饮食灌注完毕，用灌注器抽取 30～50 mL 温开水缓慢注入，盖好鼻饲管盖帽，反折鼻饲管末端，取干净纱布包裹，用胶带固定在老年人枕旁或衣领上 ▲ 叮嘱老年人保持进食体位 30 分钟，30 分钟后再协助老年人卧床休息	❖ 确认胃管在胃内方可灌食 ❖ 先灌入温水以确定鼻饲管通畅，同时可以使鼻饲管管腔润滑 ❖ 每次鼻饲量应不超过 200 mL，速度为 10～13 mL/min，两次鼻饲之间的时间间隔不少于 2 小时 ❖ 鼻饲药物时，应将药物研碎，溶解 ❖ 鼻饲过程中，老年人若出现恶心、呕吐等情况，应立即停止鼻饲，并立即通知医护人员 ❖ 鼻饲饮食应现用现配，未用完的鼻饲饮食放冰箱保存，24 小时内用完。禁止鼻饲变质或疑似变质的食物 ❖ 灌注完毕，再灌入温水，冲净鼻饲管内壁的食物残渣，防止食物残渣堵塞鼻饲管 ❖ 保持体位，防止食物反流及误吸，也有利于食物的消化与吸收

续表

操作步骤		要点说明
实施	(5) 整理记录：撤下毛巾和弯盘，整理床单位，清洗用物，洗净双手，准确记录	❖ 记录鼻饲时间和鼻饲量，重点观察老年人鼻饲后有无腹胀、腹泻等不适症状
评价	(1) 质量标准：老年人体位正确、舒适，随时观察老年人的反应	
	(2) 熟练程度：程序正确，操作规范，动作熟练，注意安全	
	(3) 人文关怀：关心老年人，使老年人感到满意；沟通有效，充分体现人文关怀	

任务工单 2-3 为戴鼻饲管老年人喂食

操作视频
为戴鼻饲管老年人喂食

项目名称	任务清单内容	
任务描述	卢爷爷，68 岁，有高血压病史 20 年。两个月前突发脑出血，导致右侧肢体偏瘫，吞咽困难，言语不利，医院给予留置胃管鼻饲饮食，出院时带管回家。由于言语不利，和家人沟通困难，导致情绪激动，拒绝鼻饲饮食。又到了晚餐时间，照料人员小齐需要通过鼻饲管帮助卢爷爷进食混合奶 200 mL	
任务目标	卢爷爷通过鼻饲管进食混合奶 200 mL，进食顺利，未出现恶心、呕吐等不良反应，卢爷爷的焦虑情绪得到缓解	
任务分析		
任务实施	评估	
	实施	

续表

项目名称	任务清单内容	
	注意事项	
任务总结		
实施人员		
任务评价		

（杨运秀）

项目3 排泄照料

项目导入

排泄是人体的基本生理需要之一，也是维持生命活动的必要条件之一，人体通过排泄将机体新陈代谢产生的废物排至体外。人体的正常排泄功能会受许多因素直接或间接影响，从而导致健康出现问题。老年人的身体机能会随着年龄的增长出现退行性改变。老年人因机体调节功能减弱、自理能力下降或罹患疾病等因素可出现排泄功能障碍。因此，照料人员应掌握与排泄有关的知识和技术，帮助和指导老年人维持正常的排泄功能，满足其排泄需要，提高老年人的生活质量。

本项目共6个学习任务：协助老年人如厕；协助老年人使用便器；协助老年人更换尿垫、纸尿裤；协助老年人简易通便；协助老年人更换一次性尿袋；协助老年人更换造口袋。

学习目标

1. 培养认真倾听老年人的诉求并理解老年人的耐心和责任心。

2. 培养严谨、不怕辛苦的工作态度和较强的服务意识，能和老年人进行有效的沟通。

3. 熟悉大小便观察内容、排便异常与排尿异常，如厕环境的布置、老年人排便的影响因素及辅助通便的方法，更换造口袋的目的、配合事项及更换过程中的注意事项。

4. 能协助老年人如厕，使用便器，更换尿垫、纸尿裤。

5. 能正确使用开塞露为老年人进行简易通便；能正确为老年人更换一次性尿袋，掌握造口袋更换的方法，并能顺利更换。

6. 能正确记录排便、尿液、会阴部皮肤情况及造口情况等。

任务 3.1 协助老年人如厕

排泄是指机体在新陈代谢过程中，将所产生的不能再利用的（尿素、尿酸、二氧化碳、氨等）、过剩的（水和无机盐类）以及进入机体的各种异物（药物等）排至体外的过程。排泄的途径有经皮肤、呼吸系统、消化系统及泌尿系统，其中经消化系统和泌尿系统是最主要的排泄途径，即排便和排尿。老年人由于腹壁肌肉张力逐渐下降、胃肠蠕动减慢、肛门括约肌松弛等，肠道控制能力下降，容易出现排便功能的下降。因此，照料人员应了解并记录老年人 24 小时的排泄规律、习惯及需求、大小便情况，出现异常能及时汇报给医护人员或老年人家属，同时在老年人如厕时，提供协助和照料，以满足老年人的排泄需求。

1）大便的观察

（1）正常粪便

①次数与量　一般成人每日排便 1 ～ 2 次，平均量为 100 ～ 300 g，排便的量会因食物摄入量及种类、液体摄入量、排便次数和消化器官的功能状况而不同。进食粗粮、大量水果蔬菜，粪便量大；进食以细粮及肉食为主，粪便细腻而量少。

②形状与颜色　正常粪便柔软成形，黄褐色。粪便的颜色与进食的食物类型有关，如摄入含叶绿素丰富的食物时，粪便可能呈暗绿色；摄入血制品、肝类食物时，粪便可能呈酱色。

③气味和混合物　粪便的气味是蛋白质食物被细菌分解发酵而产生的，与摄入食物的种类有关。摄入蛋白质、肉类较多者，粪便的臭味重；素食者，臭味轻。粪便中含有少量黏液，有时可伴有未消化的食物残渣。

（2）异常粪便

①次数　成人排便每日超过 3 次或每周少于 3 次，应视为排便异常，如腹泻、便秘等。

②形状　粪便呈糊状或水样，见于消化不良或急性肠炎；粪便干结、坚硬，呈栗子样，见于便秘；粪便呈扁条形或带状，见于直肠、肛门狭窄或肠道部分梗阻。

③颜色　粪便呈柏油样提示上消化道出血；暗红色血便提示下消化道出血；陶土样便提示胆道梗阻；果酱样便提示肠套叠、阿米巴痢疾；白色“米泔水”样便提示霍乱、副霍乱；粪便表面有鲜血或排便后有鲜血滴出见于痔疮或肛裂。

④气味　消化不良的病人，粪便呈酸臭味；上消化道出血的柏油样便呈腥臭味；直肠溃疡或肠癌者，粪便呈腐臭味。

⑤混合物　粪便中混有大量黏液常见于肠炎；伴有脓血常见于直肠癌、痢疾等；肠道寄生虫感染，粪便中可见蛔虫、绦虫等。

2）尿液的观察

（1）正常尿液

①次数和量 尿量是反映肾脏功能的重要指标之一。成人一般白天排尿 3 ～ 5 次，夜间 0 ～ 1 次；每次尿量 200 ～ 400 mL，24 小时尿量 1 000 ～ 2 000 mL。尿量随食物中含水量的多少而改变，食物中含水量越多、饮水量越多，尿量会增加。

②颜色和透明度 正常、新鲜的尿液呈淡黄色或深黄色、澄清、透明，放置后可出现微量絮状沉淀物。当尿液浓缩时，量少色深。尿液的颜色还会受某些食物和药物的影响。

③气味 新鲜的尿液由于尿内的挥发性酸而呈特殊气味；当静置一段时间后，会因尿素分解产生氨而有氨臭味。

④酸碱度 正常人的尿液呈弱酸性，pH 值为 4.5 ～ 7.5，平均值为 6。尿液的酸碱性受饮食种类的影响，如进食大量蔬菜、水果时，可呈碱性；进食大量肉类时，可呈酸性。

⑤比重 尿比重的高低主要取决于肾脏的浓缩功能，成人正常情况下，尿比重为 1.015 ～ 1.025。

（2）异常尿液

①尿量与次数 影响排尿的因素众多，如肾脏病变导致尿液生成障碍可出现少尿或无尿，泌尿系统的结石或前列腺肥大可能出现尿潴留，膀胱炎症可引起尿频。

a. 多尿：24 小时尿量持续多于 2 500 mL。正常情况下可见于大量饮用液体、妊娠等；病理状态下，常见于糖尿病、尿崩症等。

b. 少尿：24 小时尿量少于 400 mL 或者每小时尿量少于 17 mL，常见于心、肾、肝功能衰竭等患者和休克患者。

c. 无尿或尿闭：24 小时尿量少于 100 mL 或 12 小时内无尿，常见于严重休克、肾功能衰竭、药物中毒等。

d. 膀胱刺激征：主要表现为尿频、尿急、尿痛，主要原因是膀胱及尿道感染或机械性刺激。

②颜色 血尿呈淡红色、洗肉水色、鲜红色等不同程度的红色，常见于泌尿系统炎症、肿瘤、创伤等；血红蛋白尿呈浓茶色或酱油色，见于急性溶血、血型不合的输血反应；胆红素尿呈黄褐色或深黄色，常见于肝细胞性黄疸及阻塞性黄疸；乳糜尿呈乳白色，常见于丝虫病。

③透明度 新鲜尿液中若有脓细胞、红细胞及大量上皮细胞、黏液、管型等，尿液呈浑浊状，常见于泌尿系统感染等。

④气味 泌尿道感染时，新鲜尿液呈氨臭味；糖尿病酮症酸中毒时，尿液呈烂苹果味。

⑤比重 尿液比重若经常固定于 1.010 左右，提示肾功能严重障碍。

3）排便异常与排尿异常

（1）排便异常

①便秘 指正常的排便形态改变，排便次数减少，一周内排便次数少于 3 次，排出

过干、过硬的粪便，且排便困难。

②粪便嵌塞　粪便长时间淤积在直肠，变成硬块，干燥的粪块堵塞直肠不能排出，表现为有排便的冲动，腹部胀痛，直肠肛门疼痛，肛门处有少量液化的粪便渗出，但不能排出粪便。

③腹泻　指正常的排便形态改变，频繁排出松散稀薄的粪便甚至水样便，常伴有腹痛、恶心、呕吐、肠鸣音亢进，有急于排便的需要和难以控制的感觉。

④排便失禁　指肛门括约肌失去有意识的控制，不由自主地排出粪便。

⑤肠胀气　指胃肠道有过量气体积聚，不能排出。

（2）排尿异常

①尿失禁　指膀胱括约肌损伤或神经功能障碍而丧失排尿的控制能力，尿液不由自主地流出。

②尿潴留　指尿液大量存留在膀胱内而不能自主排出。患者主诉下腹胀痛，排尿困难。体检可见耻骨上膨隆，扪及囊样包块，叩诊呈实音。

4）如厕环境的布置

（1）卫生间的大小

老年人使用的卫生间应大小合适（图 3-1）。空间过大，老年人的行动路线会变长，增加了滑倒的概率；空间过小，老年人动作不自如，容易造成磕碰，而且轮椅难以进入，照料人员协助困难。

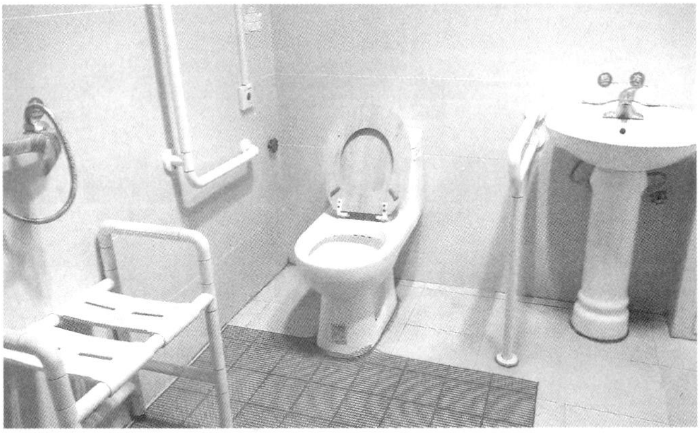

图 3-1　老年人的卫生间

（2）卫生间门的宽度

卫生间门的宽度应在 80 cm 以上，方便轮椅、老年人拄着拐杖、照料人员协助老年人进出。卫生间地面应和其余空间平行。门不要安装锁，如果需要上锁，应选内外均可开门的设计。

（3）光线

卫生间光线柔和、明亮，防止老年人突然进入昏暗或耀眼的环境时，因视物不清而陷入恐慌状态或因反射光而出现眩晕。

（4）墙砖的选择

老年人视觉功能下降，辨识度较差，墙砖的图案不要过于花哨，最好是单色非光面的大块瓷砖，如米色系等暖色调墙砖。尽量不选择方形棱角的卫浴产品，可以选择圆角的。

（5）坐便器的选择

老年人多患有关节炎，常常由于膝关节软骨表面被破坏而下蹲困难，因此宜选用坐便器（图 3-2）。对于膝关节活动不便的老年人可选用可升降的坐便器或坐便器增高垫。臀部瘦弱有掉入坐便器危险的老年人，可选用儿童坐便器；能下地，但行动不便、床离厕所较远的老年人，可选用移动式坐便器。另外卫生间内一定要安装电铃或呼叫器，以便老年人在出现意外或者便后自己不能处理时呼叫照料人员给予帮忙。

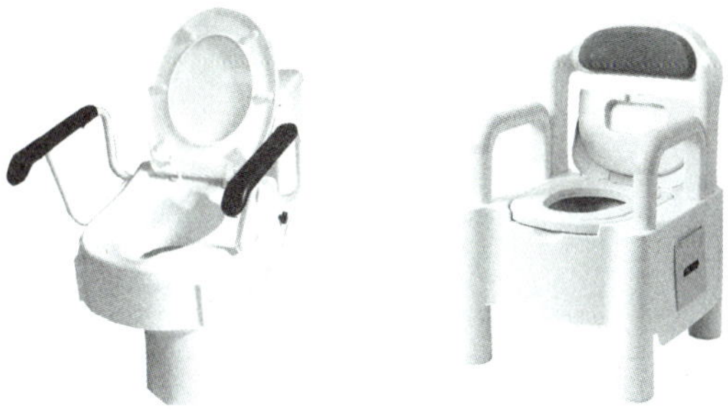

（a）马桶增高器　　（b）移动式坐便器

图 3-2　老年人坐便器

【操作步骤】

表 3-1　协助老年人如厕的操作步骤及要点说明

	操作步骤	要点说明
评估	（1）老年人：评估老年人的身体状况、行走能力	❖ 老年人需要了解操作过程及注意事项，愿意配合
	（2）环境：室内整洁、安静，温湿度适宜；地面无水渍。关闭门窗，必要时用屏风遮挡	❖ 无异味
	（3）照料人员：着装整洁，修剪指甲，洗手，必要时戴口罩	❖ 七步洗手法
	（4）用物：用物备齐，摆放有序	❖ 卫生间有坐便器及扶手设施、呼叫器、卫生纸，必要时床旁备坐便椅
实施	（1）核对沟通：询问老年人是否需要如厕，根据老年人的自理程度采取轮椅运送或者搀扶等方式	❖ 沟通时态度和蔼，要让老年人感到有尊严
	（2）协助进卫生间：打开便器盖，照料人员可使用轮椅推行或搀扶的方式协助老年人进入卫生间，并协助其转身面向照料人员，双手扶住坐便器旁的扶手	❖ 能行走的老年人由照料人员搀扶（或自己行走）进入卫生间 ❖ 不能行走或行走能力差的老年人，可在照料人员协助下在床旁使用移动坐便器如厕 ❖ 门外挂标识牌，不锁门

续表

	操作步骤	要点说明
实施	（3）脱裤：照料人员上身抵住老年人，一只手扶老年人的腋下（或腰部），另一只手协助老年人（或老年人自己）脱下裤子	❖ 注意保护隐私，保暖
	（4）使用坐便器：照料人员双手抱在老年人腋下，协助老年人缓慢坐于坐便器上，让其双手扶稳坐便器旁的扶手进行排便 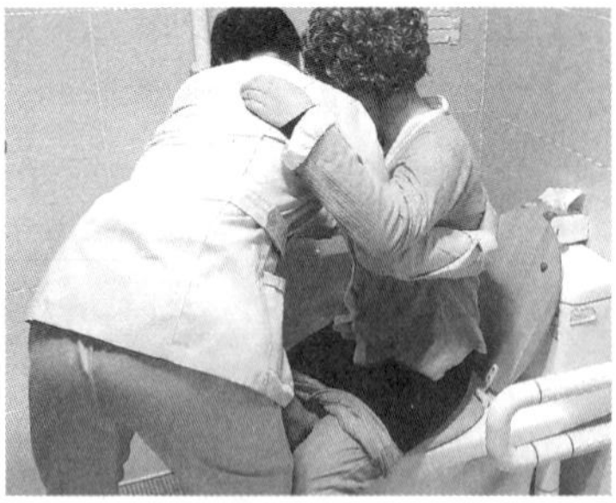 （协助老年人坐下）	❖ 叮嘱老年人排便不要太用力 ❖ 及时与老年人沟通，消除老年人的顾虑
	（5）擦净肛门：老年人排便后，给老年人递纸，抱着老年人身体略微往前移动，让老年人自己擦净肛门或身体前倾由照料人员协助用纸擦净肛门 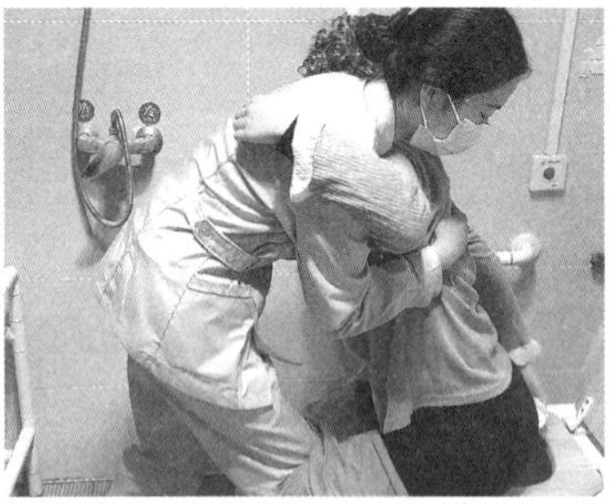 （协助老年人擦净肛门）	❖ 从前至后擦净肛门
	（6）穿裤起身： ▲ 老年人借助坐便器旁的扶手支撑身体（或由照料人员协助老年人）慢慢起身 ▲ 老年人自己（或照料人员协助）穿好裤子 ▲ 按压坐便器开关冲水，协助老年人洗净双手	❖ 如厕时间不可太久，起身要慢，以防跌倒
	（7）协助回房：照料人员使用轮椅推行或搀扶方式协助老年人回房休息	
	（8）整理记录： ▲ 开窗通风，倾倒排泄物，清洗坐便器或坐便椅 ▲ 洗手，记录	❖ 记录老年人排泄次数、量、颜色。如发现老年人有任何异常情况及时处理并准确记录
评价	（1）质量标准：能正确安全协助老年人如厕，无安全风险	
	（2）熟练程度：程序正确，操作规范，动作熟练，注意安全	
	（3）人文关怀：关心、尊重老年人，注意保护老年人隐私；沟通有效，充分体现人文关怀	

任务工单 3-1 协助老年人如厕

<table>
<tr><th>项目名称</th><th colspan="2">任务清单内容</th></tr>
<tr><td>任务描述</td><td colspan="2">王爷爷，70 岁，轻度失智，以前因大小便失控有过尿裤子的现象。经过一段时间的训练后，王爷爷大小便失控的次数减少，舒适度及自尊感增强，但也会因为偶尔尿床而烦躁不安，不配合照料人员的训练。按照照料计划，照料人员将帮助王爷爷如厕</td></tr>
<tr><td>任务目标</td><td colspan="2">能正确、安全地协助老年人如厕，满足老年人的排泄需求</td></tr>
<tr><td>任务分析</td><td colspan="2"></td></tr>
<tr><td rowspan="3">任务实施</td><td>评估</td><td></td></tr>
<tr><td>实施</td><td></td></tr>
<tr><td>注意事项</td><td></td></tr>
<tr><td>任务总结</td><td colspan="2"></td></tr>
<tr><td>实施人员</td><td colspan="2"></td></tr>
<tr><td>任务评价</td><td colspan="2"></td></tr>
</table>

（崔艳）

操作视频
协助老年人如厕

任务 3.2　协助老年人使用便器

部分老年人由于长期卧床或运动功能减弱不能下床活动，不能正常如厕，需要照料人员协助老年人在床上使用便器进行大小便，满足老年人的排泄需求。

卧床老年人常用的便器是便盆（图 3-3）及尿壶（图 3-4）。便器大多数采用塑料或不锈钢材质，塑料材质的便器轻且价格低廉，便于更换；不锈钢材质的便器可采用高温消毒，经久耐用。

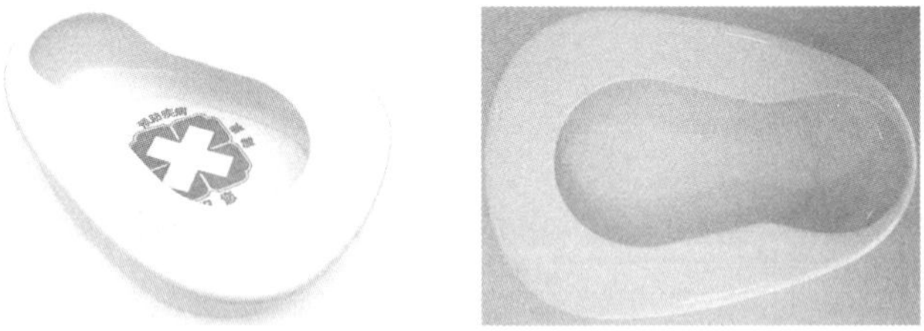

（a）塑料便盆　　（b）不锈钢便盆

图 3-3　便盆

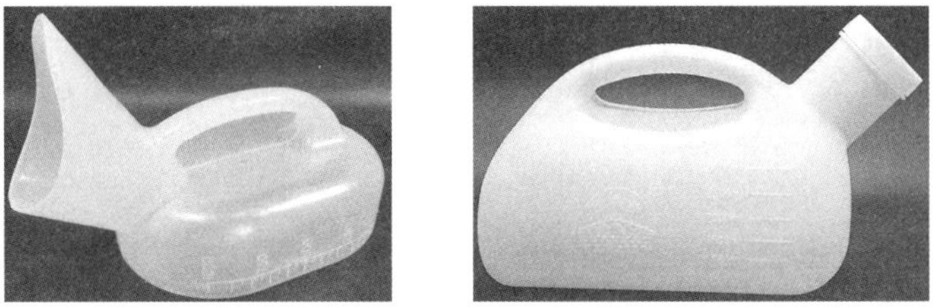

（a）女性尿壶　　（b）男性尿壶

图 3-4　尿壶

【操作步骤】

表 3-2　协助老年人使用便器的操作步骤及要点说明

操作步骤		要点说明
评估	（1）老年人：评估老年人是否需要排便，取得配合 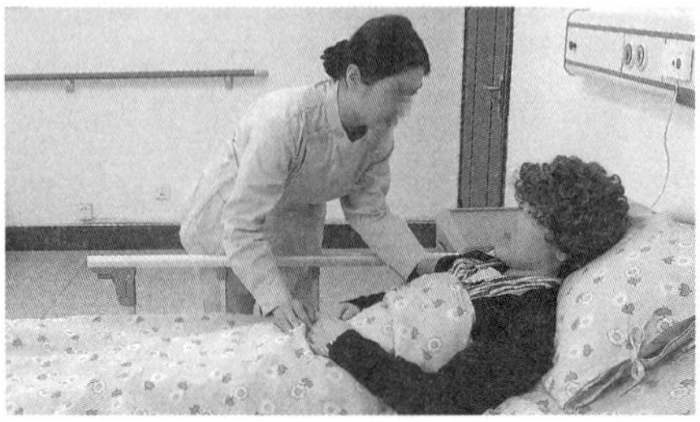 （评估老年人需求）	❖ 让老年人了解操作过程及注意事项，愿意配合

续表

	操作步骤	要点说明
评估	（2）环境：整洁、安静，温湿度适宜。关闭门窗，必要时用屏风遮挡	❖ 注意保暖、保护隐私
	（3）照料人员：着装整洁，修剪指甲，洗手，必要时戴口罩	❖ 七步洗手法
	（4）用物：用物备齐，摆放有序	❖ 便盆（加温或加垫子）、一次性护理垫、卫生纸、尿壶（男性），必要时备屏风、温水、水盆、毛巾
实施	（1）核对沟通：询问老年人是否有便意，提醒老年人定时排便	❖ 沟通时态度和蔼，让老年人感到有尊严
	（2）协助平卧： ▲ 关闭门窗，必要时用屏风遮挡 ▲ 协助老年人取仰卧位	❖ 注意保暖，保护隐私
	（3）铺护理垫：嘱老年人配合屈膝抬高臀部，一只手托起老年人的臀部，另一只手将一次性护理垫垫于老年人臀下 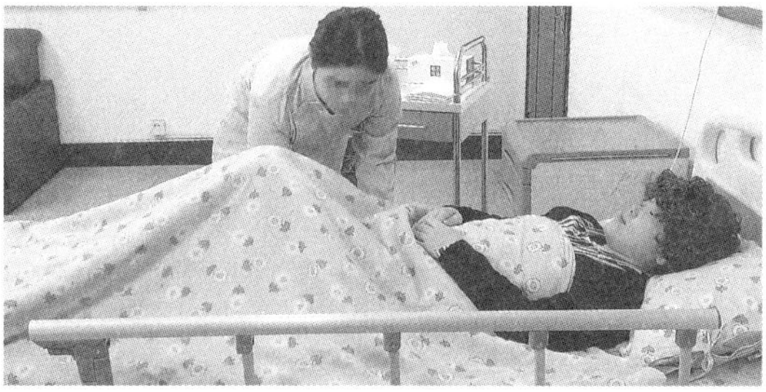 （铺护理垫）	
	（4）脱裤： ▲ 轻轻掀开下身盖被于照料人员的对侧 ▲ 协助老年人脱裤至膝部，将老年人两腿屈膝	
	（5）放置便器 ▲ 放置便盆： ▲▲ 仰卧位放置便盆法：一只手托起老年人的臀部，臀部抬高 20 ～ 30 cm，另一只手将便盆置于老年人的臀下（开口向足部） 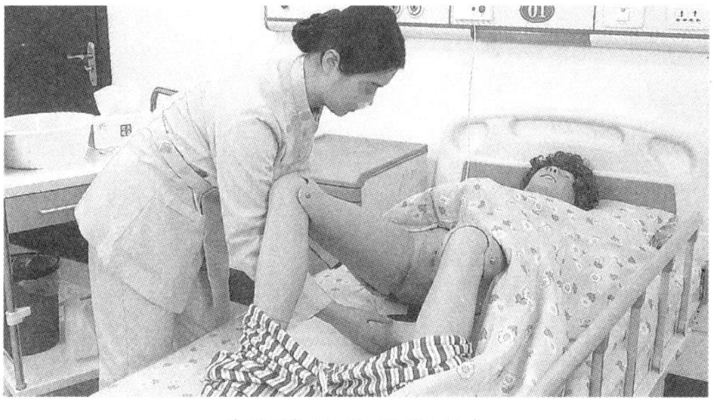 （仰卧位放置便盆）	❖ 便盆在使用前应检查是否安全，有无破损，有无脱瓷，冬天应加温 ❖ 动作轻柔，避免暴力硬塞，拖、拉、拽老年人 ❖ 及时与老年人沟通，了解并满足老年人的合理需求

续表

	操作步骤	要点说明
实施	▲▲ 侧卧位放置便盆法：双手扶住老年人的肩部及髋部翻转身体，协助老年人取侧卧位，腰部放软枕，便盆扣于臀部（便盆窄口朝向足部），再协助老年人平卧，调整便盆位置 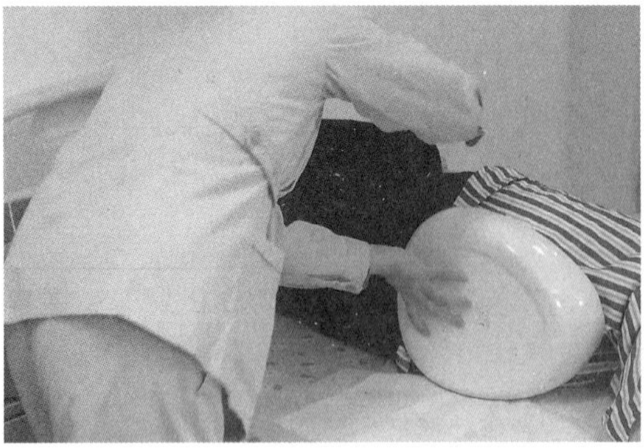 （侧卧位放置便盆） ▲ 放置尿壶： ▲▲ 男性老年人尿壶的放置方法：老年人取侧卧位，膝盖并拢，面向照料人员。将阴茎插入尿壶的接尿口，用手握住壶把固定。阴茎不易插入者，照料人员应戴一次性手套辅助插入 ▲▲ 女性老年人尿壶的放置方法：老年人取仰卧位，屈膝双腿稍分开，照料人员单手拿尿壶，尿壶的开口边缘紧挨阴部，尿壶稳定地支撑在床上 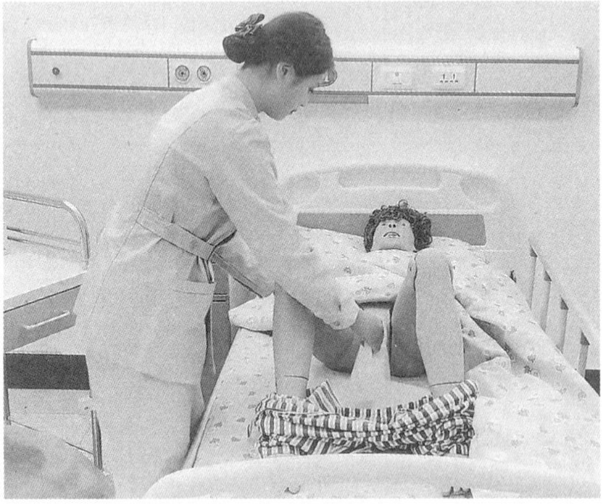 （放置尿壶）	
	（6）防止飞溅：女性在阴部盖上卫生纸；男性放上尿壶，膝盖并拢，盖上毛巾被	
	（7）撤去便器：嘱老年人双腿用力，将臀部抬起，一只手抬起老年人腰骶部，另一只手取出便盆或尿壶	❖ 臀部不能抬起的老年人，照料人员可一只手扶住便盆，另一只手协助老年人侧卧，取出便盆

续表

	操作步骤	要点说明
实施	（8）擦净清洗： ▲ 取卫生纸为老年人擦净肛门，必要时用温水清洗肛门及会阴部并擦干 ▲ 撤去一次性护理垫，盖好被子 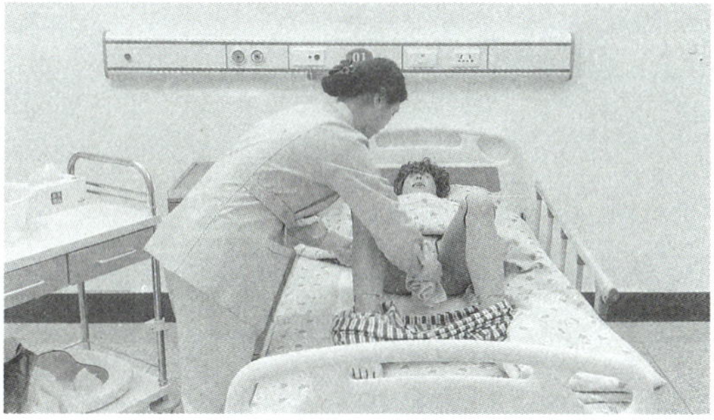 （为老年人擦净清洗）	
	（9）整理记录： ▲ 开窗通风，倾倒排泄物，清洗便盆或尿壶 ▲ 洗手，记录	❖ 记录老年人排泄物的形状、量、颜色、气味等。如发现老年人有任何异常情况及时处理并准确记录
评价	（1）质量标准：能正确安全协助老年人使用便器，无安全风险	
	（2）熟练程度：程序正确，操作规范，动作熟练，注意安全	
	（3）人文关怀：关心、尊重老年人，注意保护老年人隐私；沟通有效，充分体现人文关怀	

任务工单 3-2　协助老年人使用便器

项目名称	任务清单内容
任务描述	李奶奶，70 岁，意识清醒，失能老人。因腰部受损不能下床，一直以来都是由照料人员协助其在床上解决大小便。现李奶奶要求照料人员协助其在床上使用便器排便
任务目标	能正确、安全地协助李奶奶在床上使用便器，满足其排泄需求
任务分析	

操作视频
协助老年人使用便器

续表

项目名称	任务清单内容	
任务实施	评估	
	实施	
	注意事项	
任务总结		
实施人员		
任务评价		

（崔艳）

任务 3.3　协助老年人更换尿垫、纸尿裤

对于不能自我控制排尿但需要外出活动的老年人，为了保持会阴部的清洁干燥，维护老年人的自尊，可使用尿垫和纸尿裤。

1）尿失禁的概述

（1）定义

尿失禁是指由于膀胱括约肌损伤或精神功能障碍而丧失排尿自控的能力，使尿液不自主地流出。在照料老年人的过程中，需要注意观察尿失禁时伴随的健康问题，以便及时解决。

（2）分类

尿失禁可分为真性尿失禁、假性尿失禁和压力性尿失禁。

①真性尿失禁（完全性尿失禁）　指膀胱稍有一些存尿便会不自主地流出，膀胱处

于空虚状态，即老年人膀胱内不能储存尿液。真性尿失禁常见于脊髓初级排尿中枢与大脑皮层之间联系受损，如昏迷、截瘫等；膀胱括约肌损伤；膀胱与阴道之间有异常瘘道；先天性尿路畸形等。

②假性尿失禁（充溢性尿失禁）　当膀胱内的尿液充盈达到一定压力时，即可不自主地溢出少量尿液。常见病因是下尿路有较严重的机械性或功能性梗阻，如老年性前列腺肥大、尿道狭窄、尿道结石等。

③压力性尿失禁（不完全性尿失禁）　即当咳嗽、打喷嚏或运动时腹肌收缩，腹部压力增加，导致尿液不自主地少量流出。压力性尿失禁常见于膀胱括约肌张力减低、骨盆底部肌肉及韧带松弛。

（3）老年人尿失禁的照料

①心理护理　照料人员应尊重、理解老年人，给予安慰和鼓励，帮助老年人树立重新控制排尿的信心，积极配合治疗和护理。

②皮肤护理　为了防止尿失禁老年人皮肤感染，需保持皮肤的清洁干燥。可使用尿垫、尿裤或床上铺橡胶单和中单；经常用温水清洁会阴部皮肤；勤换衣裤、床单、尿垫，防止皮肤受损。

③重建排尿功能：

a. 摄入适当的液体：如病情允许，嘱老年人每日饮水 1 500 mL（除去饮食中的水）左右为宜，增加对膀胱的刺激，促进排尿反射的恢复，预防泌尿系统的感染。入睡前限制饮水，减少夜尿，以免影响老年人的夜间睡眠。

b. 膀胱功能训练：定时使用便器，建立规则的排尿习惯，促进排尿功能的恢复。初始白天每隔 1 ～ 2 小时使用便器一次，夜间每隔 4 小时使用便器一次，然后逐渐延长间隔时间，促进排尿功能的恢复。

c. 盆底肌力量锻炼：根据老年人的情况，指导其取立、坐或卧位，试做排尿（便）动作，先慢慢收紧盆底肌肉，再缓缓放松，每次 10 秒左右，连续 10 次，每日锻炼 5 ～ 10 次，以不感疲乏为宜。

2）尿垫、纸尿裤的种类及适用范围

（1）尿垫的种类及适用范围

常见的尿垫多为一次性尿垫，包括纸尿垫和纸尿片（图 3-5）。尿垫适用于完全卧床，或伴有痴呆、意识不清及尿失禁的老年人。

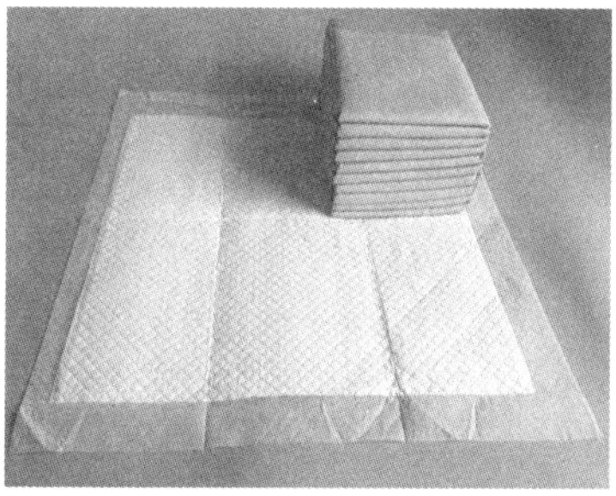

（a）纸尿垫

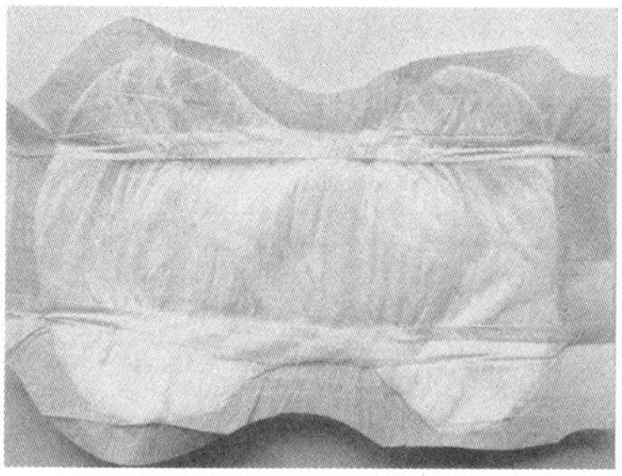

（b）纸尿片

图 3-5　一次性尿垫

（2）纸尿裤的种类及适用范围

一次性纸尿裤包括纸尿裤和拉拉裤（图 3-6）。纸尿裤适用于能够行走、坐轮椅、卧床伴躁动不安，伴有尿失禁、尿滴沥的老年人。

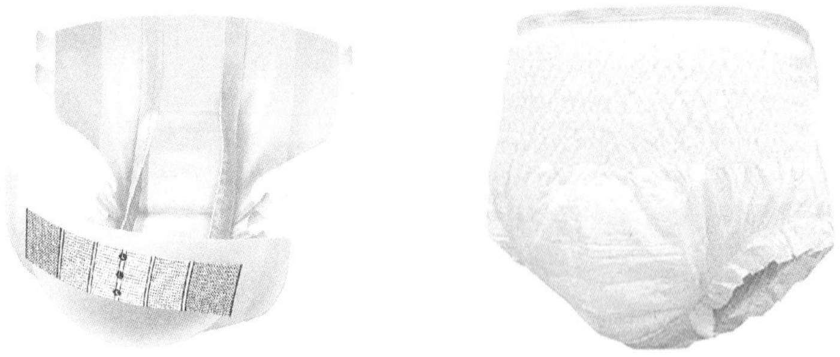

（a）纸尿裤　　（b）拉拉裤

图 3-6　一次性纸尿裤

【操作步骤】

表 3-3　协助老年人更换尿垫的操作步骤及要点说明

操作步骤		要点说明
评估	（1）老年人：评估老年人的意识状态、自理能力、心理需求、皮肤状况，有无皮肤湿疹、压疮等情况	❖ 让老年人了解操作过程及注意事项，愿意配合
	（2）环境：室内整洁、安静，温湿度适宜。关闭门窗，必要时使用屏风遮挡	❖ 注意保暖和保护隐私
	（3）照料人员：着装整洁，修剪指甲，洗净并温暖双手，必要时戴口罩	❖ 七步洗手法
	（4）用物：用物备齐，摆放有序	❖ 一次性尿垫、水盆、毛巾及温热水，必要时备屏风
实施	（1）核对沟通：查看并向老年人解释需要更换一次性尿垫，取得其配合	❖ 沟通时态度和蔼，让老年人感到有尊严
	（2）安置卧位： ▲ 关闭门窗，调节室温，必要时用屏风遮挡 ▲ 掀开老年人下身盖被，双手分别扶住老年人的肩部、髋部翻转其身体呈左侧卧位 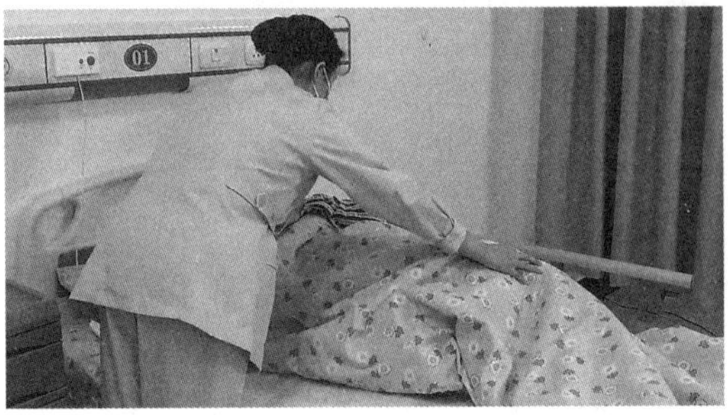 （安置卧位）	❖ 注意保护老年人隐私，保暖

续表

<table>
<tr><th colspan="2">操作步骤</th><th>要点说明</th></tr>
<tr><td rowspan="3">实施</td><td>（3）擦拭会阴：将身下污染的一次性尿垫向侧卧方向折叠，用温湿毛巾擦拭会阴部
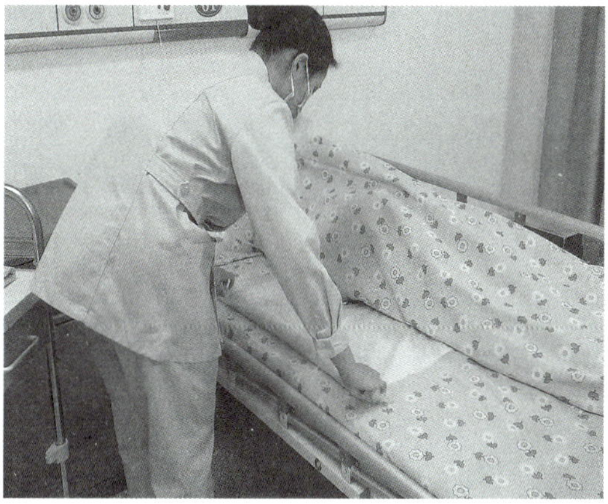
（污染尿垫折叠方法）</td><td>❖ 水温为 37 ～ 40 ℃，水量为盆容量的 2/3 左右
❖ 注意观察会阴部及臀部的皮肤状况</td></tr>
<tr><td>（4）更换尿垫：
▲ 将清洁的一次性尿垫一半平铺、一半卷折
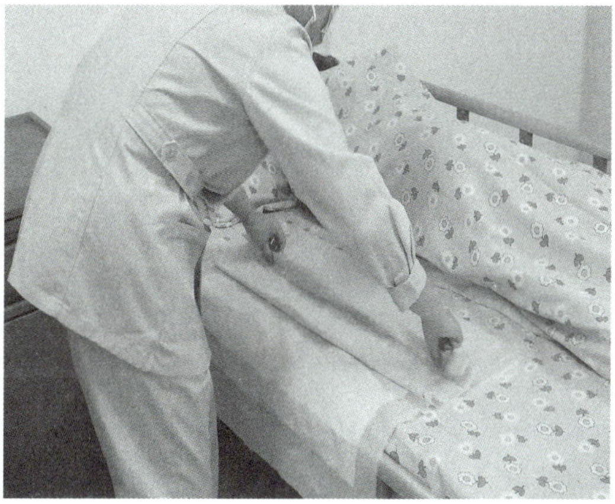
（清洁尿垫折叠方法）
▲ 翻转老年人身体呈右侧卧位，撤下污染的一次性尿垫放入专用污物桶
▲ 擦拭左侧臀部及会阴部皮肤，拉平另一侧清洁尿垫
▲ 协助老年人翻转身体至平卧位，盖好盖被</td><td>❖ 观察排泄物的形状、量、颜色、气味，如有异常及时报告医护人员</td></tr>
<tr><td>（5）整理记录：
▲ 开窗通风
▲ 整理用物
▲ 洗手，记录</td><td>❖ 记录老年人臀部及会阴部皮肤情况、排泄物情况等</td></tr>
</table>

续表

	操作步骤	要点说明
评价	（1）质量标准：能正确安全协助老年人更换尿垫，无安全风险	
	（2）熟练程度：程序正确，操作规范，动作熟练，注意安全	
	（3）人文关怀：关心、尊重老年人，注意保护老年人隐私；沟通有效，充分体现人文关怀	

表 3-4 协助老年人更换纸尿裤的操作步骤及要点说明

	操作步骤	要点说明
评估	（1）老年人：评估老年人的意识状态、自理能力、心理需求、皮肤状况，有无皮肤湿疹、压疮等情况	❖ 让老年人了解操作过程及注意事项，取得其同意和配合
	（2）环境：室内整洁、安静，温湿度适宜。关闭门窗，必要时使用屏风遮挡	❖ 注意保暖和保护隐私
	（3）照料人员：着装整洁，修剪指甲，洗净并温暖双手，必要时戴口罩	❖ 七步洗手法
	（4）用物：用物备齐，摆放有序	❖ 一次性尿裤、卫生纸、水盆、毛巾及温热水，必要时备屏风
实施	（1）核对沟通：查看并向老年人解释更换尿裤的目的，取得其配合	❖ 沟通时态度和蔼，让老年人感到有尊严
	（2）安置卧位： ▲ 关闭门窗，调节室温，必要时用屏风遮挡 ▲ 掀开老年人下身盖被，协助老年人取平卧位，解开尿裤粘扣，展开两翼至老年人身体两侧，将前片从两腿间后撤 ▲ 双手分别扶住老年人的肩部、髋部翻转老年人身体，协助老年人侧卧，将被污染尿裤内面对折于臀下 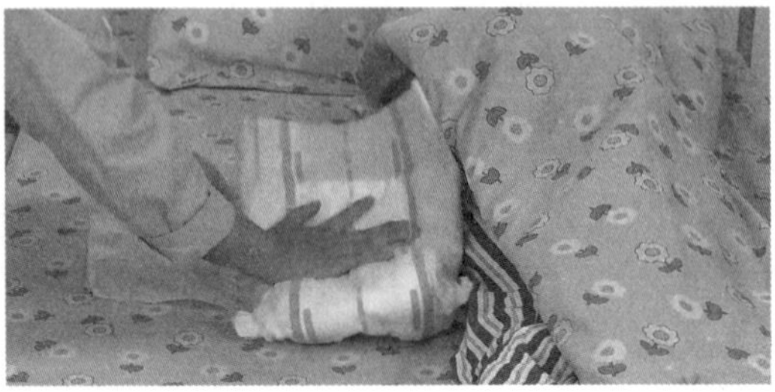 （对折污染尿裤）	❖ 注意保护老年人隐私、保暖

续表

	操作步骤	要点说明
实施	（3）擦拭会阴：用温湿毛巾擦拭会阴部	❖ 水温为 37 ～ 40 ℃，水量为盆容量的 2/3 左右 ❖ 注意观察会阴部及臀部的皮肤状况
	（4）更换尿裤： ▲ 将清洁的尿裤（贴皮肤面朝内）纵向对折置于臀下 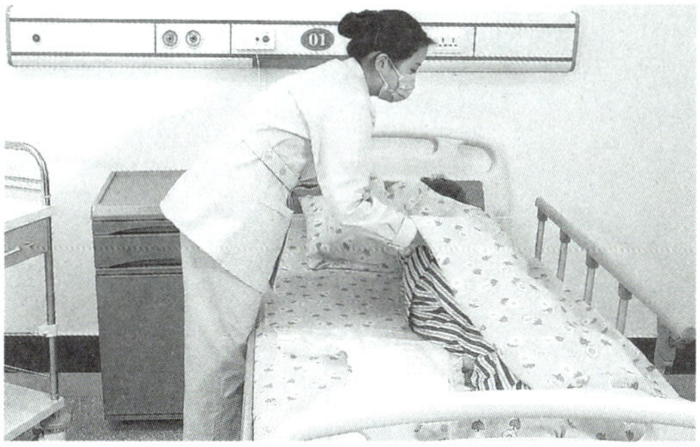 （清洁尿裤放置方法） ▲ 协助老年人翻身至另一侧，撤下被污染的尿裤放入专用污物桶 ▲ 用温热毛巾擦净皮肤 ▲ 打开身下清洁尿裤铺平 ▲ 协助老年人翻转身体至平卧位，从两腿间向前向上兜起尿裤前端，整理大腿内侧边缘，将两翼粘扣粘好，盖好盖被	❖ 观察排泄物的形状、量、颜色、气味，如有异常及时报告医护人员
	（5）整理记录： ▲ 开窗通风 ▲ 整理用物 ▲ 洗手，记录	❖ 记录老年人臀部及会阴部皮肤情况、排泄物情况等
评价	（1）质量标准：能正确安全协助老年人更换尿裤，无安全风险	
	（2）熟练程度：程序正确，操作规范，动作熟练，注意安全	
	（3）人文关怀：关心、尊重老年人，注意保护老年人隐私；沟通有效，充分体现人文关怀	

任务工单 3-3　协助老年人更换尿垫、纸尿裤

项目名称	任务清单内容
任务描述	李爷爷，60 岁，左侧偏瘫，长期卧床，生活完全不能自理，尿失禁，不能较好地表达自己的需求和意愿。今日查房，照料人员发现李爷爷情绪烦躁，眼角有泪水，认真检查和询问得知，李爷爷的尿垫已经被尿液污染。照料人员需协助李爷爷更换尿垫

操作视频
协助老年人更换尿垫

操作视频
协助老年人更换纸尿裤

续表

项目名称	任务清单内容	
任务目标	能正确协助李爷爷更换尿垫，观察皮肤状况，保持皮肤清洁、干燥，使李爷爷感到舒适	
任务分析		
任务实施	评估	
	实施	
	注意事项	
任务总结		
实施人员		
任务评价		

（崔艳）

任务 3.4　协助老年人简易通便

随着年龄的增长，老年人各脏器功能逐渐衰退，胃肠道也“老”了，另外，老年人体力逐渐变差，导致结肠蠕动减弱，推动力不足。因此，老年人常易发生便秘，不仅影响老年人的生活质量，还可能诱发心、脑血管疾病的病情变化，甚至会导致猝死。因此，需对老年人的排便特点进行正确评估，指导老年人采取正确的预防便秘的方法，帮助其养成良好的排便习惯，必要时可使用简易通便法辅助通便。

1）影响老年人排便的因素

（1）生理因素

①年龄　随着年龄的增长，老年人腹壁肌肉张力逐渐下降，胃肠蠕动减慢，盆底肌、肛门括约肌松弛，肠道控制能力减弱，从而出现排便功能异常，容易发生便秘。

②排便习惯　日常生活中，每个人都有自己固定的排便时间、便器以及习惯，当老年人因环境改变（如从家里来到照护中心）或其他因素导致排便习惯无法维持时，便可影响正常排便，引起排便困难或便秘。

（2）饮食与活动

①饮食　均衡饮食和足量的液体摄入是保持正常排便的重要条件。老年人常因牙口不好、消化功能减弱等，饮食量少、饮水过少，或进食缺乏水分和膳食纤维的精细食物，无法产生足量的粪便容积和液化食糜，对结肠刺激减少，导致粪便变硬，引起排便困难或便秘。

②活动　活动可维持肌肉的张力，刺激肠道蠕动，维持正常的排便功能。老年人常因活动过少而使胃肠蠕动减弱，引起便秘。

（3）疾病与治疗

①疾病　肠道本身的疾病或其他系统的病变都可对正常排便产生影响，如结肠梗阻、结肠肿瘤可能导致排便无力；直肠或肛门病变（如肛裂、肛周脓肿等）导致排便疼痛而惧怕排便；全身性疾病（如甲状腺功能低下等）可导致肠道肌肉松弛；糖尿病、脑卒中等老年人常见病也会影响排便。

②药物　有些药物能治疗或预防便秘和腹泻，但如果药物剂量掌握不正确，可能导致相反的结果。有些药物则会干扰正常排便，如应用镇静止痛剂、麻醉剂、抗抑郁药、钙通道阻滞剂等药物，会使肠道肌肉松弛引起便秘；使用缓泻剂可刺激肠道蠕动，减少肠道水分吸收，促进排便，但如果长期滥用则会造成病人对药物的依赖，降低肠道感受器的敏感性，导致慢性便秘。

③治疗与检查　某些治疗和检查会影响个体的排便活动，如腹部、肛门部位手术，会因肠壁肌肉的暂时麻痹或伤口疼痛而造成排便困难。

（4）社会文化和心理

①社会文化因素　大多数人认为排便是一种个人隐私，老年人因健康原因需要他人协助解决排便问题时，常会因无法保护个人隐私而感到自卑，会怕麻烦别人而在出现便意时刻意抑制自己的排便需求，从而导致便秘。

②心理因素　心理因素是影响排便的重要因素之一，如抑郁症可导致身体活动减少，胃肠蠕动减少，引起便秘。

2）预防老年人便秘的措施

（1）排便习惯

老年人要养成定时排便的习惯，采取固定的利于排便的姿势，如卧床则可采取坐位或将床头抬高45°以利于排便；手术前的老年人应有计划地训练其在床上使用便盆。

（2）排便环境

为老年人提供单独隐蔽的环境和充裕的排便时间，以消除其紧张情绪，保持心情舒畅，利于排便。

（3）合理膳食

老年人应多吃蔬菜、水果、粗粮等富含膳食纤维的食物；适量摄入油脂类食物；多饮水，每日饮水量在1 500 mL以上。

（4）适当运动

在身体条件允许的情况下，老年人可进行散步、打太极拳、做体操等活动，以促进肠道蠕动；如卧床，则可进行床上活动。

（5）腹部按摩

用食指、中指、无名指的指腹，自右下腹开始，沿结肠方向，即由升结肠、横结肠、降结肠、乙状结肠方向，做环状按摩，刺激肠蠕动，促进排便。

（6）心理护理

解释便秘的原因和防治措施，缓解、消除老年人的紧张情绪和思想顾虑。

3）常用的简易通便方法

（1）开塞露通便法

①成分　开塞露由50%甘油、少量甘露醇、硫酸镁制成，装于密闭的塑料胶壳内。

②用量　成人每次20 mL。

③使用方法　用时取下开塞露瓶盖或将顶端剪去，先挤出药液少许，润滑一下肛周，然后轻轻将其插入肛门，再将药液全部挤入，嘱老人忍耐5～10分钟，以刺激肠蠕动，软化粪便。

（2）甘油栓通便法

①成分　甘油栓由甘油明胶制成，为无色透明或半透明栓剂，圆锥形。

②使用方法　使用时将甘油栓取出，照料人员戴手套或手垫纱布，捏住栓剂较粗的一端，将尖端插入老年人肛门内6～7 cm，用纱布抵住肛门口轻揉数分钟，利用机械刺

激和润滑作用达到通便的目的。

（3）人工取便法

①使用时机　当老年人便秘时间较长，粪便嵌顿在肠内不易排出，使用灌肠或开塞露等简易通便法无效时，若此时老年人有急迫的便意，表情痛苦不堪，甚至大汗淋漓，应及时采取人工取便。

②使用方法　照料人员右手戴手套，左手分开老人臀部，右手食指涂肥皂液后，嘱咐老年人深呼吸以放松腹肌，待肛门松弛后，照料人员将食指伸入老人肛门内，慢慢地由浅入深地将粪便掏出，放于便盆内。取便完毕后，用温水清洁肛门，用卫生纸擦净肛门。

【操作步骤】

表 3-5　开塞露的使用操作步骤及要点说明

操作步骤		要点说明
评估	（1）老年人：评估老年人的便秘程度、身体状况	❖ 让老年人了解操作过程及注意事项，取得其同意和配合
	（2）环境：整洁、安静、舒适，安全，温湿度适宜	❖ 注意保护老年人隐私，保暖
	（3）照料人员：着装整洁，修剪指甲，洗手，戴口罩	❖ 七步洗手法
	（4）用物：用物备齐，摆放有序  （开塞露）	❖ 用物包括开塞露一支、卫生纸、便盆、橡胶单或一次性防污垫，必要时备屏风、剪刀 ❖ 开塞露使用前，检查前端是否圆润光滑，以免损伤肛门周围组织
实施	（1）核对沟通：携用物至床边，核对床号、姓名，向老年人解释使用开塞露的目的及方法，并完成操作评估	❖ 评估老年人的排便情况、便秘程度及身体状况 ❖ 向老年人解释操作目的及过程，以消除其紧张焦虑情绪，取得老年人的同意、配合
	（2）关闭门窗：关闭门窗，必要时用屏风遮挡	❖ 室内温湿度适宜，做好保暖及保护隐私的工作
	（3）摆放体位：协助老年人将裤子脱至膝部，取左侧卧位，臀部靠近床边 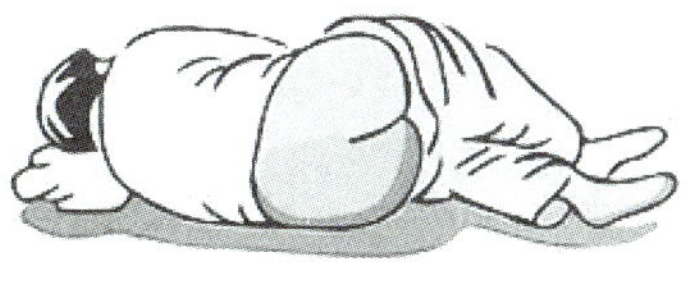 （体位安置方法）	❖ 左侧卧位使乙状结肠和降结肠处于下方，利于重力作用使溶液顺利流入
	（4）铺橡胶单：照料人员一只手托起老年人的臀部，另一只手将橡胶单（或一次性防污垫）垫于老年人腰及臀部下	❖ 避免拖、拽等动作造成皮肤擦伤 ❖ 注意保暖

续表

	操作步骤	要点说明
实施	（5）注入药液： ▲ 取下开塞露瓶盖（或用剪刀剪开前端） ▲ 照料人员左手分开老年人臀部，右手持开塞露球部，先挤出药液少许，润滑肛周及开塞露前端 ▲ 嘱老年人深吸气，接着轻轻将开塞露前端插入肛门深部，再将药液全部挤入 ▲ 一手拿卫生纸靠近肛门处，一手快速拔出开塞露外壳，并嘱老年人保持体位10分钟后再进行排便 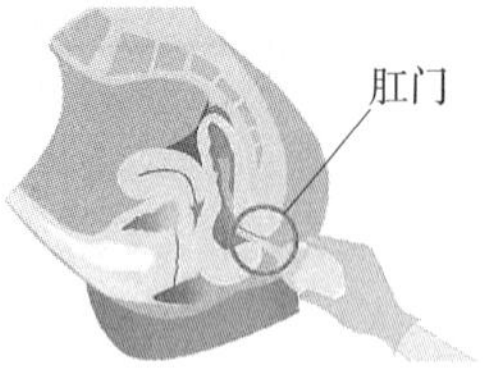 （开塞露使用方法）	❖ 老年人主诉有便意时，指导其深呼吸，提肛（收紧肛门），必要时照料人员可取卫生纸协助按压肛门数分钟 ❖ 患有痔疮的老年人使用开塞露时，动作应缓慢，并充分润滑
	（6）协助排便：10分钟后协助老年人排便	❖ 注意安全
	（7）整理： ▲ 撤去橡胶单（或一次性防污垫） ▲ 整理衣物、床单位 ▲ 分类处理垃圾，洗手，取下口罩 ▲ 开窗通风 ▲ 记录使用开塞露的量及排便情况	❖ 保持房间整洁，去除异味 ❖ 开塞露不可长期使用，以免耐受而失去作用
	（8）健康宣教：向老年人讲解引起便秘的原因及预防措施，鼓励老年人适当活动，多饮水，多食蔬菜、水果、粗粮等富含纤维的食物，养成定时排便的习惯	❖ 教会老年人预防便秘的知识，减少便秘现象
评价	（1）质量标准：老年人在使用开塞露后排出大便，解除痛苦，未出现黏膜损伤等现象，无安全风险	
	（2）熟练程度：程序正确，操作规范，动作熟练，注意安全	
	（3）人文关怀：关心老年人，老年人感到满意；沟通有效，保护隐私，充分体现人文关怀	

操作视频
协助老年人简易通便

任务工单 3-4　协助老年人简易通便

项目名称	任务清单内容
任务描述	杨奶奶，85岁，日常行动不方便、活动较少，但基本生活可以自理，由于消化功能不好，吃得也较少。习惯性便秘多年，每周排便1～2次，粪便干硬，排便困难，便后无舒畅感。杨奶奶近日来到照护中心，已5天未排便，诉腹痛腹胀，照料人员需使用开塞露帮助杨奶奶通便，并给予便秘预防的宣教

续表

<table>
<tr><th>项目名称</th><th colspan="2">任务清单内容</th></tr>
<tr><td>任务目标</td><td colspan="2">能正确评估杨奶奶的排便情况，为杨奶奶使用开塞露进行简易通便，给予便秘预防的宣教，以解除杨奶奶的便秘痛苦并减少便秘现象</td></tr>
<tr><td>任务分析</td><td colspan="2"></td></tr>
<tr><td rowspan="3">任务实施</td><td>评估</td><td></td></tr>
<tr><td>实施</td><td></td></tr>
<tr><td>注意事项</td><td></td></tr>
<tr><td>任务总结</td><td colspan="2"></td></tr>
<tr><td>实施人员</td><td colspan="2"></td></tr>
<tr><td>任务评价</td><td colspan="2"></td></tr>
</table>

（王蓉）

任务 3.5　协助老年人更换一次性尿袋

1）留置导尿

对于不能正常排尿而又无其他治疗方法的老年人，为了保持皮肤清洁干燥，需要长期留置导尿管（图 3-7）。

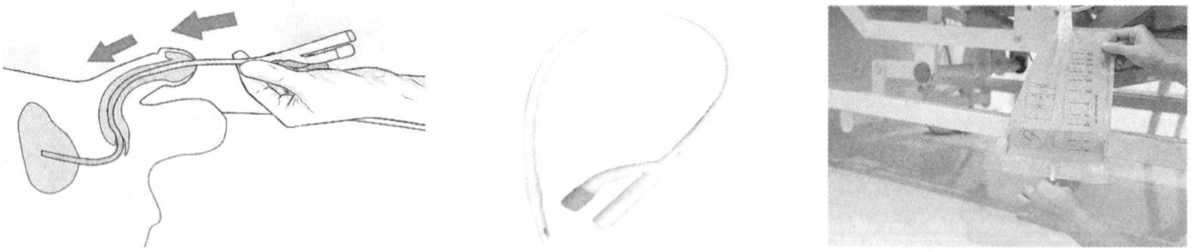

（a）留置导尿术　（b）留置导尿管　（c）一次性尿袋

图 3-7　留置导尿

导尿管是由天然橡胶、硅胶或聚氯乙烯制成的无菌导管。留置导尿是将一根尿管从尿道外口经由尿道插入膀胱内，再用尿管头端的气囊固定留置在膀胱内，从而可以持续引流尿液。尿袋连接在尿管的末端来收集尿液，规格一般为 1 000 mL。

2）老年人留置导尿的尿液观察

（1）尿量

尿量是反映肾脏功能的重要指标，可通过读取尿袋上的刻度来评估老年人的尿量。一般正常成人 24 小时的排尿量为 1 000 ～ 2 000 mL，平均 1 500 mL 左右。

①多尿　指 24 小时尿量超过 2 500 mL，病理情况下常提示出现糖尿病、尿崩症或肾功能衰竭等情况。

②少尿　指 24 小时尿量少于 400 mL 或每小时尿量少于 17 mL，常见于发热、液体摄入过少或休克等情况。

③无尿或尿闭　指 24 小时尿量少于 100 mL 或 12 小时内无尿，常提示出现严重休克、急性肾功能衰竭或药物中毒等情况。

（2）颜色

正常新鲜尿液呈淡黄色，清澈透明。尿液的颜色可受某些食物或药物的影响，如进食大量胡萝卜或服用维生素 B_2 时，尿液呈深黄色。当尿液颜色异常时，常提示一些泌尿系统的疾病。

①深黄色　排除食物因素影响，提示老年人水分摄入不足，应增加饮水量。

②红色　即血尿，常提示有活动性出血，常见于急性肾小球肾炎、输尿管结石、泌

尿系肿瘤、泌尿系感染等疾病。

③黄褐色　即胆红素尿，见于阻塞性黄疸或肝细胞性黄疸。

④酱油色（浓茶色）　即血红蛋白尿，常见于血型不合所致的溶血、恶性疟疾、阵发性睡眠性血红蛋白尿等。

⑤乳白色　即乳糜尿，尿液呈米汤样，常提示丝虫病。

（3）气味

正常尿液的气味来自尿中挥发性酸，尿液久置后，因尿素分解产生氨，故有氨臭味。

当泌尿系感染时，新鲜尿液也有氨臭味；糖尿病酮症酸中毒时，因尿液中有丙酮，会有烂苹果味；患膀胱直肠瘘时，尿液中带粪臭味；有机磷农药中毒时，尿液中有蒜臭味。

3）留置导尿老年人的日常照护工作

（1）保持尿道口清洁

照料人员应协助老年人每日清洁会阴部，按医嘱要求用消毒棉球消毒尿道口，每日 1 ～ 2 次。

（2）鼓励老年人多饮水

留置导尿期间，如身体允许，应鼓励老年人多饮水，每日饮水量在 2 000 mL 以上，出汗时则相应增加，使每日尿量在 1 500 mL 以上，保持足够的尿量以冲洗尿道，预防尿路感染。

（3）避免尿液逆流

尿袋高度不得超过膀胱高度并避免挤压，卧位时低于床沿，立位时低于臀部，离床活动时可将尿管夹紧，防止发生尿液反流，导致感染的发生。

（4）膀胱功能训练

长期留置导尿管，会使膀胱失去良好的收缩、舒张功能，不能较好地储存和排出尿液，因此，在留置导尿期间应锻炼膀胱功能。可采取间断性夹管方式，开始每隔 1 ～ 2 小时开放引流管一次，待老年人习惯后，逐渐延长至每隔 3 ～ 4 小时开放引流管一次。

（5）保持尿管通畅、固定妥当

固定好导尿管，在老年人翻身、起床、活动时尤其要注意，避免导管滑脱，也应避免受压、反折、扭曲、阻塞，以免导管引流不畅。

（6）定期更换导尿管及尿袋

导尿管的更换频率由导尿管的材质决定，一般的导尿管每周更换一次，硅胶导尿管可酌情延长更换时间。尿袋内的尿液应及时排空，一般一次性尿袋 1 周更换一次，具体根据材质按要求更换。

（7）观察与记录

每次排空尿袋时，均应准确记录尿量并观察尿液情况，如发现尿液颜色异常、浑浊、沉淀、结晶或其他异常，应及时与医护人员联系。

【操作步骤】

表 3-6 协助老年人更换一次性尿袋的操作步骤及要点说明

	操作步骤	要点说明
评估	(1)老年人：评估老年人的意识状态及心理需求，观察留置尿管是否固定良好、是否通畅	❖ 让老年人了解操作过程及注意事项，取得其同意和配合
	(2)环境：整洁、安静、舒适、安全，温、湿度适宜，光线适中	❖ 注意保护隐私及保暖
	(3)照料人员：着装整洁，修剪指甲，洗手，戴口罩和手套	❖ 七步洗手法
	(4)用物：用物备齐，摆放有序 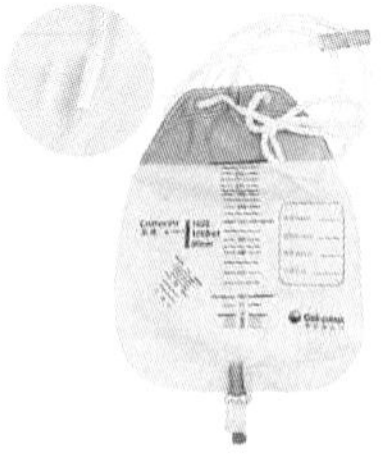 (一次性无菌集尿袋)	❖ 一次性无菌集尿袋、碘伏、棉签、纸巾、别针、一次性手套，必要时备止血钳
实施	(1)核对沟通：携用物至床边，核对床号、姓名，向老年人解释操作目的及过程，以取得老年人的同意和配合	❖ 不能有效沟通的老年人，应核对床头卡 ❖ 沟通时态度和蔼，尊重老年人
	(2)检查用物：检查一次性无菌集尿袋的有效期及有无破损，检查所使用的消毒液和棉签是否在有效期内	❖ 保证无菌物品在有效期内
	(3)分离消毒： ▲ 戴手套，在尿袋和尿管连接处下面垫上纸巾 ▲ 打开备好的尿袋并置于纸巾上 ▲ 用止血钳夹住尿管，分离导尿管和尿袋 ▲ 用碘伏消毒尿管外口及周围	❖ 严格遵守无菌操作 ❖ 保持导尿管口及周围不接触衣被，以防污染
	(4)更换尿袋： ▲ 打开已备好的尿袋的引流管接头，将引流管插入导尿管中 ▲ 松开止血钳，观察尿液引流情况 ▲ 引流通畅后，用别针将尿袋固定在床单上 ▲ 夹闭引流管上的开关，定期放尿 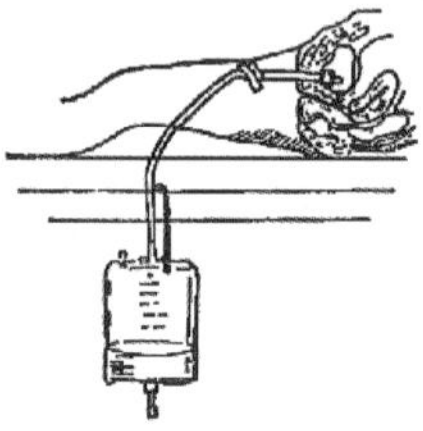 (更换尿袋)	❖ 严格遵守无菌操作 ❖ 连接尿袋时，手不要触及导尿管口及周围 ❖ 固定尿袋后，引流管末端及尿袋要始终低于老年人膀胱的高度，以免尿液逆流 ❖ 采用间歇性夹管方式，定期放尿

续表

	操作步骤	要点说明
实施	（5）观察尿液：观察尿袋里的尿液的量和性质，打开尿袋底部的阀门，将尿液放入便器内，将换下的尿袋置于医疗垃圾桶内	❖ 如有异常，应及时记录并报告医护人员
	（6）健康宣教：指导老年人留置导尿期间的注意事项	❖ 保证引流通畅，避免发生尿路感染 ❖ 不能有效沟通的老年人应加强观察
	（7）整理记录： ▲ 整理老年人的床单位及用物 ▲ 脱去手套，洗手，记录	❖ 记录尿液的量、颜色、性状等情况
评价	（1）质量标准：协助老年人更换一次性无菌集尿袋，过程顺利，无泌尿系统逆行感染发生	
	（2）熟练程度：程序正确，操作规范，动作熟练，注意安全	
	（3）人文关怀：关心老年人，老年人感到满意；沟通有效，保护隐私，充分体现人文关怀	

任务工单 3-5　协助老年人更换一次性尿袋

项目名称	任务清单内容	
任务描述	张奶奶，91 岁，下肢瘫痪，不能自主控制小便，且排尿后不自知，因行动不便长期卧床，为了保持皮肤清洁干燥，遵医嘱予留置导尿管。张奶奶留置尿管期间，为防止尿路感染，照料人员需每周为张奶奶更换一次性尿袋	
任务目标	能正确评估张奶奶留置尿管情况及排尿情况，为张奶奶更换一次性尿袋，无泌尿系统逆行感染发生	
任务分析		
任务实施	评估	
	实施	

续表

项目名称	任务清单内容	
任务实施	注意事项	
任务总结		
实施人员		
任务评价		

（王蓉）

任务 3.6　协助老年人更换造口袋

因肠道严重损伤而实施肠造瘘术的老年人，术后需一段时间或终生在腹壁上另造一个人工肛门，将粪便由此排出体外。因此，需要了解肠造口的观察要点和照护措施，协助老年人更换造口袋，提高老年人的生活质量。

1）肠造口和造口袋

（1）肠造口

肠造口是通过手术将病变的肠段切除，将正常一段肠管拉出，翻转缝于腹壁，用于排泄粪便。肠造口呈红色，与口腔黏膜一样，柔软光滑，一般为圆形。

（2）造口袋

造口袋主要用于收集粪便。根据造口袋的设计可分为一件式造口袋和二件式造口袋。一件式造口袋通常是一次性的，可有剪定的开口，简单易使用。二件式造口袋的袋子与底盘可分开，不用撕开底盘更换袋子，使用方便，可以更好地保护造口周围皮肤；底盘可按造口形状剪切。

2）肠造口的观察

①注意观察造口有无回缩、出血及坏死。

②注意观察造口周围皮肤有无发红、肿痛，甚至溃烂等情况。

③注意观察老年人的排便情况，如发现排便困难、造口狭窄等情况，及时报告给医护人员。

④注意观察粪袋内排泄物的颜色、性质和量。

3）肠造口照料的注意事项

①保持造口清洁、干燥，并及时更换粪袋。

②做好造口周围皮肤护理，可选用保护皮肤的药物，如氧化锌软膏等。

③选择宽松、舒适、柔软的衣裤，以免衣裤过紧使造口周围皮肤受摩擦出血。

④保持床单位清洁、干燥，及时更换被污染的衣物、被服。

4）饮食指导

①进食易消化的熟食，防止因饮食不洁致细菌性肠炎等引起腹泻。

②调节饮食，避免食用过多的粗纤维食物以及洋葱、大蒜、豆类、山芋等可产生刺激性气味或胀气的食物。

③以高热量、高蛋白、维生素丰富的少渣食物为主，使大便正常成形。

④少吃辛辣刺激性食物，多饮水。

【操作步骤】

表 3-7　协助老年人更换造口袋的操作步骤及要点说明

操作步骤		要点说明
评估	（1）老年人：评估老年人造口袋情况，内容物超过 1/3 时应将造口袋取下更换	❖ 让老年人了解操作过程及注意事项，取得其同意和配合
	（2）环境：关闭门窗，室内整洁、安静、舒适、安全，光线适中，温度适宜	❖ 保护患者隐私，注意保暖
	（3）照料人员：着装整洁，修剪指甲，洗手，戴口罩	❖ 七步洗手法
	（4）用物：用物备齐，摆放有序	❖ 清洁、干燥的粪袋 1 个，温水（35～37 ℃），脸盆，毛巾，卫生纸，便盆
实施	（1）核对沟通：携用物至床边，核对床号、姓名，对于能够有效沟通的老年人，询问老年人的进食时间，沟通时态度和蔼，向老年人解释操作目的及配合要点，尊重老年人，以取得其配合	❖ 餐后 2～3 小时不要更换造口袋，此时肠蠕动较活跃，更换时有可能出现排便
	（2）检查造口袋：检查造口袋是否在有效期内，有无破损	
	（3）取舒适体位：协助老年人取舒适体位，暴露造口的部位，将纸巾垫于人工肛门处的身下	❖ 注意保暖并保护老人隐私

续表

操作步骤		要点说明
实施	（4）更换造口袋： ▲ 打开造口袋与造口连接处的底盘扣环，取下造口袋放于便盆上 ▲ 查看造口及周围的皮肤，如无异常可用柔软的卫生纸擦拭干净，再用温热毛巾清洗干净造口及局部皮肤并擦干 ▲ 将清洁的造口袋与腹部造口底盘扣环连接，扣紧扣环后用手向下牵拉造口袋，确认造口袋固定牢固，将造口袋下口封闭 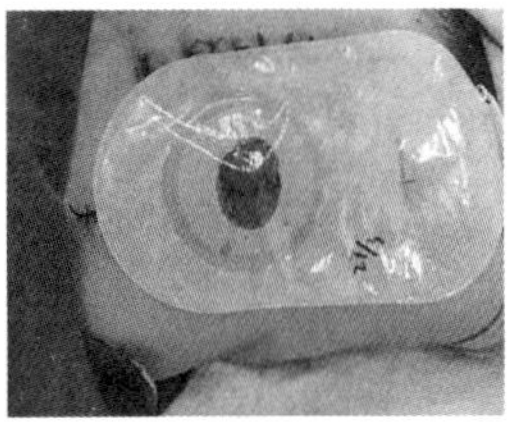 （造口袋固定方法）	❖ 更换一件式造口袋时，可一只手固定皮肤，另一只手自上而下轻柔揭除造口袋 ❖ 更换二件式造口袋底盘时，应先用造口尺测量造口大小并在底盘标注，然后用造口剪刀进行裁剪 ❖ 如造口周围皮肤发红，可在清洁皮肤后涂氧化锌软膏保护皮肤
实施	（5）整理记录： ▲ 整理用物：将粪便倾倒于厕所内，用清水清洗造口袋 ▲ 洗手，记录	❖ 可反复使用的造口袋，更换下来后也可用中性清洁剂清洗或用氯己定浸泡 30 分钟，再用清水清洗，然后晾干备用
评价	（1）质量标准：为老年人顺利更换造口袋，无安全风险	
评价	（2）熟练程度：程序正确，操作规范，动作熟练，注意安全	
评价	（3）人文关怀：关心老年人，老年人感到满意；沟通有效，充分体现人文关怀	

任务工单 3-6　协助老年人更换造口袋

项目名称	任务清单内容
任务描述	李爷爷，77 岁，既往有直肠癌病史，2 年前行直肠癌根治术，术后恢复尚可，左下腹有一永久性乙状结肠造口。照料人员小李会定时过来查看李爷爷造口袋的情况，当袋内容物超过 1/3 时会及时为其更换造口袋
任务目标	能及时并顺利地更换李爷爷的造口袋，且能保持造口清洁干燥，造口周围皮肤无发红、肿痛等情况
任务分析	

续表

项目名称	任务清单内容	
任务实施	评估	
	实施	
	注意事项	
任务总结		
实施人员		
任务评价		

（马俊艳）

项目 4　睡眠照料

项目导入

睡眠是一种常见的休息方式，也是老年人的基本生理需要。睡眠质量的好坏直接影响老年人的身心健康。老年人的睡眠易受到多种因素的影响。本章主要介绍老年人睡眠的相关知识，教会如何为老年人布置良好的睡眠环境，掌握针对睡眠障碍的老年人的生活照料技能，从而做好老年人的睡眠照料，提高老年人的睡眠质量。

本项目共包括 2 个学习任务：为老年人布置睡眠环境；照料睡眠障碍的老年人入睡。

学习目标

1. 培养认真倾听老年人的诉求，并理解老年人的细心、耐心和责任心。

2. 能正确地为老年人布置睡眠环境；能对睡眠障碍的老年人进行睡眠照料。

3. 学会观察老年人的睡眠情况并能正确记录。

4. 熟悉老年人的睡眠特点，睡眠环境要求，常见睡眠障碍表现及其原因。

任务 4.1　为老年人布置睡眠环境

老年人的睡眠受多种因素影响，只有对老年人的睡眠习惯和睡眠特点进行正确的评估，了解老年人对睡眠环境的需求，才能改善其睡眠环境，帮助其养成良好的睡眠习惯，提高睡眠质量，促进老年人的身心健康。

1）睡眠的相关知识

（1）睡眠的概念

睡眠是一种周期性出现的、自发的、可逆的静息状态，表现为机体对外界的刺激性反应降低和意识的暂时中断。睡眠中枢位于脑干尾端和下丘脑，发出的传导冲动作用于大脑皮质，与控制觉醒状态的脑干网状结构上行系统的作用相制约，从而调节睡眠与觉醒的相互转化。睡眠时，机体对刺激的敏感性降低，肌张力下降，反射阈值增高，同时还伴有一系列自主神经功能的改变。

（2）睡眠的质量

睡眠质量的好坏主要以睡眠时间、睡眠质量和觉醒后的状态来衡量。通常正常睡眠是指最佳睡眠时间，达到足够睡眠量，在整个睡眠过程中，未受到任何干扰，过程中没有中断、早醒现象；觉醒后感觉得到充分休息，消除了疲劳，能量得到补充且精力充沛，情绪愉悦。成人最佳睡眠时间一般为 22：00 至次日 6：00，老年人可稍提前，为 21：00 至次日 5：00。成人对睡眠量的要求一般为 7 ～ 9 小时。老年人由于新陈代谢减慢，睡眠量相对于年轻人减少 1 ～ 3 小时，达到 6 ～ 7 小时即可。老年人睡眠质量的好坏，不应以睡眠时间的长短来衡量，而应以是否消除了疲劳、精力是否充沛来判断。

2）老年人的睡眠特点

随着年龄的增长，老年人的机体功能会不断发生退化，睡眠能力也会下降，老年人的睡眠主要有以下特点。

（1）睡眠时间缩短

60 ～ 70 岁的健康老年人，就寝时间平均为 7 ～ 8 小时，但睡眠时间平均为 6 ～ 7 小时。老年人睡眠时间长短因人而异，以觉醒后感觉精力充沛、情绪愉悦即可。

（2）容易被唤醒

老年人睡眠易受声音、光线、温度等外界因素干扰，很容易被唤醒，同时由于老年人自身慢性疾病症状带来的干扰，睡眠变得断断续续，夜间尤其明显。

（3）睡眠程度变浅

老年人浅睡眠期增多，而深睡眠期减少。老年人年龄越大，睡眠越浅。睡眠浅时，大脑未得到充分休息，睡眠效率下降，导致白天精力不佳，易打瞌睡。

（4）早睡早起

老年人容易早醒，睡眠趋向早睡早起。

3）老年人的睡眠环境需求

老年人的睡眠环境是指老年人睡眠的居室环境，包括室内温度、湿度、声音、光线、色彩、居室设备等。

（1）室内温、湿度

老年人的体温调节能力差，温、湿度过高或者过低都会影响老年人的睡眠。老年人睡眠适宜的温、湿度要求为：夏季室温以保持在 26 ～ 30 ℃为宜，冬季室温以保持在 18 ～ 22 ℃为宜，相对湿度以 50% ～ 60% 为宜。

（2）声音与光线

老年人睡眠易受声音和光线的影响，居住环境要保持安静，减少噪声，光线要暗。睡眠环境中的窗帘应选用遮光性较好的深色窗帘，睡前应关闭大灯，根据老年人需要可适当地开启照明设施，如夜灯或地灯。

（3）色彩

色彩也会影响老年人的心情和睡眠。居室最好选择颜色淡雅、柔和的色调，可避免老年人情绪兴奋或者焦虑，且有一种宁静、舒适的感觉，有助于老年人入睡。

（4）通风

老年人入睡前对卧室进行通风换气，可以清除室内异味及降低室内细菌数量，调节室温，使老年人感觉呼吸通畅。

（5）老年人居室设备

居室内设备应简单实用，靠墙摆放，家具的转角应尽量选择弧形，以免碰伤起夜的老年人。床铺硬度适中，高度 40 ～ 50 cm，以方便老年人上下床为宜，可根据老年人的身高适度地进行调整。选用保温性能较好的棉芯被褥，厚薄随季节进行调整，松软适中。枕头舒适的高度为 6 ～ 9 cm，根据老年人习惯适当调整，但不宜太高。枕芯应软硬适中并透气，以荞麦皮的枕芯较好。必要时备好床挡。

（6）卫生间

卫生间应靠近卧室，内设坐便器并有扶手，地面铺防滑砖。老年人上床前嘱其排空大小便，避免和减少起夜对睡眠造成影响。对于行动不便的老人，在睡前将所需物品，如水杯、痰桶、便器等放于合适的位置。

【操作步骤】

表 4-1　睡眠环境布置的操作步骤及要点说明

操作步骤		要点说明
评估	（1）老年人：评估老年人以往的睡眠习惯及对睡眠环境要求，睡前排便，排尿，洗漱完毕	❖ 让老年人了解操作过程及注意事项，取得其同意和配合

续表

	操作步骤	要点说明
评估	(2)环境：室内整洁，安静，舒适，安全，温、湿度适宜	❖ 无异味
	(3)照料人员：着装整洁，修剪指甲，洗手	❖ 七步洗手法
	(4)用物：用物备齐，摆放有序	❖ 手消毒液、记录单、笔，必要时准备棉被、床褥、毛毯等
实施	(1)核对沟通：携用物至床边，核对床号、姓名，向老年人解释即将准备的睡眠环境情况，以取得老年人的同意和配合	❖ 询问老年人的睡眠习惯及对睡眠环境的要求 ❖ 温、湿度是否合适以及是否需要帮助
	(2)开窗通风：睡前将卧室窗户打开，通风10分钟，然后关闭窗户	❖ 可以清除室内异味，降低室内细菌数量，调节室温，使老年人感觉呼吸通畅，避免空气污浊或异味影响老年人睡眠
	(3)拉帘静音： ▲ 拉上窗帘 ▲ 调整一切会影响睡眠的声音刺激，如关闭电视、减小手机的音量等	❖ 避免光线进入影响睡眠 ❖ 保持安静，减少噪声
	(4)调温湿度：调节室内空调或暖气开关，调整温、湿度	❖ 夏季室温以保持在26～30 ℃为宜，冬季室温以保持在18～22 ℃为宜，相对湿度以50%～60%为宜
	(5)整理床铺：检查床铺有无渣屑，按压床铺硬度；展开被褥平整铺床；整理枕头，按照老年人的习惯适当调整	❖ 床铺高低以方便老年人上下床为宜 ❖ 被褥松软适中，厚薄随季节调整 ❖ 枕头不宜太高或太低，软硬适中
	(6)协助就寝：协助老年人上床：照料人员扶着老年人坐床上，协助其脱下鞋子及相关衣物；协助老年人平躺，盖好被子	❖ 注意安全，针对不能自理（轮椅）的老年人，需要借助轮椅转运
	(7)调节光线：开启地灯，关闭大灯	❖ 可根据老年人需要适当地开启照明设施
	(8)询问需求：将呼叫器放于老年人枕边，将用物放于床旁，如水杯、痰桶、便器等	❖ 询问老年人有无其他需要，及时满足
	(9)关门退出：照料人员退出房间，轻轻关门	❖ 照料人员在夜间操作及巡视时要做到走路轻、操作轻、关门轻、说话轻
	(10)整理记录： ▲ 整理用物 ▲ 洗手、记录	❖ 根据夜间巡视情况及时记录好老年人的睡眠时间及情况。如发现有任何异常情况应及时处理并准确记录
评价	(1)质量标准：为老年人布置睡眠环境符合睡眠要求，无安全风险	
	(2)熟练程度：程序正确，操作规范，动作熟练，注意安全	
	(3)人文关怀：关心老年人，老年人感到满意；沟通有效，充分体现人文关怀	

操作视频
为老年人布置
睡眠环境

任务工单 4-1　为老年人布置睡眠环境

项目名称	任务清单内容	
任务描述	李阿姨，70 岁，退休职员，自理老人。入院记录显示，老年人身体健康，精神状态良好。今日查房，见李阿姨正在卧床休息，但精神疲惫，情绪低落，诉对养老院的睡眠环境不太适应。照料人员需要了解李阿姨的睡眠习惯，并为其布置良好的睡眠环境	
任务目标	能正确评估李阿姨的睡眠习惯，并为李阿姨创造良好的睡眠环境，提高李阿姨的睡眠质量	
任务分析		
任务实施	评估	
	实施	
	注意事项	
任务总结		
实施人员		
任务评价		

（崔艳）

任务 4.2　照料睡眠障碍的老年人入睡

睡眠障碍是指睡眠质量不正常以及睡眠中出现异常行为的表现，也是睡眠和觉醒正常节律性交替紊乱的表现。老年人的睡眠障碍较为常见，长此以往会对老年人的身心健康造成影响。照料人员应细心观察老年人的睡眠情况，正确分析老年人常见睡眠障碍的表现及原因，并能提供睡眠照料，提高老年人的睡眠质量。

1）老年人睡眠障碍的表现及原因

（1）老年人睡眠障碍的表现

老年人睡眠障碍属于睡眠失调（睡眠形态紊乱）的一种，其常见的表现形式如下：

①入睡困难　上床后持续 30 分钟以上不能入睡，或者想睡却很清醒，而且持续数天或更久。

②睡眠中断（睡眠中途觉醒）　睡眠过程中经常醒来，一夜醒来多次，睡眠浅。

③多梦　睡眠过程中经常做梦，一般对内容不能回忆或对梦境有断断续续的不完整记忆。

④早醒　比平时醒来时间早 30 ～ 60 分钟甚至更久或入睡后没有多久就醒来，再也无法入睡，持续数天或者更久。

⑤彻夜不眠　整夜虽然躺在床上、闭着眼，但是意识清醒，整夜迷迷糊糊，对外界声响都能听到。

（2）老年人睡眠障碍的原因

睡眠障碍可由多种因素引起，引起老年人睡眠障碍的原因有以下几种：

①环境　常见于居室环境不佳。如温度过高或者过低、光线过强、声音嘈杂、空气浑浊等。老年人居室设备不能满足老年人的睡眠习惯，如床上用品的舒适度、清洁度；同时，同居室的老年人之间的相互干扰等都会影响老年人的睡眠质量。

②生理　饮食不当和老年人的身体老化也会影响睡眠。如饮食过饱或饥饿，睡前饮用兴奋性的饮料如咖啡、浓茶等；老年人大脑老化，有助于睡眠的物质分泌减少，睡眠能力下降，导致相对睡眠时间减少，睡眠容易中断、早醒。

③习惯改变　环境改变、作息时间、生活节奏改变等会影响老年人的睡眠。

④情绪　老年人容易操心，导致焦虑、紧张、抑郁等，特别是遇到重大压力使精神负荷增大时，老年人更难以安睡。

⑤疾病

a. 老年人因患病致被动体位，或不能自理的老年人未按时翻身，使老年人长时间处于一种卧姿导致肌肉疲劳而难以入睡。

b. 有些老年人因留置输液导管、各种引流管的牵拉造成身体不适而难以入睡。

c. 因疾病引起的发热、疼痛、呼吸困难、咳嗽、多尿等都可诱发睡眠障碍，其中疼痛是影响老年人睡眠的最主要因素。老年人出现诊断明确的疾病性疼痛时应遵医嘱按时、按量给予止痛药。

d. 老年人随着年龄增长，动脉硬化，血液黏稠，脑部血流减少；脑部营养不足容易引起脑代谢失调，也会引起睡眠障碍。

⑥药物　老年人服用具有兴奋性的药物导致入睡困难或者因长期服用安眠药，养成习惯性、依赖性，造成药物拮抗性，导致老年人长期睡眠障碍。照料人员要多巡视、多沟通，及时了解老年人的睡眠状况，结合原因分析，掌握老年人产生睡眠障碍的原因，对症进行护理。

2）老年人睡眠障碍的观察要点

（1）观察一般睡眠状况

主要观察老年人入睡时间、睡眠持续时间、觉醒时间与次数、睡眠质量、是否有午睡、睡眠深浅度、总睡眠时间及早晨醒后自我感觉如何，体力、精力恢复如何等。

（2）观察与记录异常睡眠状况

①观察老年人是否有以下睡眠障碍情况：入睡困难、不能维持睡眠、昼夜颠倒、睡眠呼吸暂停、夜间阵发性呼吸困难，以及嗜睡等。

②异常睡眠记录内容包括床号、姓名、睡眠一般情况（入睡时间、觉醒时间及次数、总睡眠时间、睡眠质量）、老年人自述、异常睡眠的表现及是否采取辅助睡眠措施等。

3）老年人睡眠障碍的照料

（1）为老年人创造良好的睡眠环境

保持老年人居室温湿度适宜、整洁、安静、无光线刺激。

（2）指导老年人养成良好的睡眠习惯

指导老年人每晚按时上床睡觉，每天早晨准时起床，包括节假日，午睡 30～60 分钟为宜，不宜多睡，养成稳定的睡眠—觉醒节律，提高睡眠质量。提醒老人睡前不暴饮暴食，不喝兴奋神经的刺激性饮料，不过度用脑，避免阅读有刺激性的书报、杂志等。睡前可做身体放松运动，如按摩、推拿、静坐等。

（3）促进老年人身体舒适，诱导睡眠

①睡前协助老年人排空大小便，少饮水，避免夜尿增多而影响睡眠。

②按要求协助老年人按时服药。

③睡前为老年人洗热水澡、泡脚，促进血液循环，缩短入睡时间。

（4）根据老年人情况采取适宜的睡眠姿势

如患心脏病的老年人睡眠要去半卧位，以增加肺活量，减少回心血量，改善呼吸；对于因为疾病卧床的老年人，应加强巡视，定期为老年人翻身，摆放舒适的体位。

（5）心理疏通

老年人在睡前如果有未完成的事情或者不愉快的事情，照料人员应耐心倾听并尽量协助老年人解决，如果解决不了的，可以帮老年人用笔记录下来，以防就寝后惦念。

【操作步骤】

表 4-2 老年人睡眠障碍照料的操作步骤及要点说明

	操作步骤	要点说明
评估	（1）老年人：评估老年人以往的睡眠习惯，了解老年人对睡眠环境的要求，排便、排尿、洗漱完毕	❖ 让老年人了解操作过程及注意事项，取得其同意和配合
	（2）环境：室内整洁，安静，舒适，安全，温、湿度适宜	❖ 无异味
	（3）照料人员：着装整洁，修剪指甲，洗手	❖ 七步洗手法
	（4）用物：用物备齐，摆放有序	❖ 手消毒液、记录单、笔，必要时准备棉被、床褥、毛毯等
实施	（1）核对沟通：携用物至床边，核对床号、姓名，向老年人解释即将准备的睡眠环境情况，以取得老年人的同意和配合	❖ 询问老年人的睡眠习惯及对睡眠环境的要求 ❖ 温、湿度是否合适及有无需要帮助的地方
	（2）环境准备：为老年人布置整洁、安静、舒适、安全的就寝环境。拉好窗帘，关闭门窗，关闭电视，调节温、湿度	❖ 夏季室温以保持在 26 ～ 30 ℃为宜，冬季室温以保持在 18 ～ 22 ℃为宜，相对湿度以 50% ～ 60% 为宜
	（3）睡前准备：排便、排尿、洗漱完毕。可以在睡前用温热水给老年人泡脚 30 分钟	❖ 根据老年人的睡眠习惯，促进老年人身体舒适，缩短入睡时间 ❖ 泡脚水的温度不可过高或者过低，避免烫伤
	（4）整理床铺：检查床铺有无渣屑，按压床铺硬度；展开被褥平整铺床；整理枕头，按照老年人的习惯适当调整	❖ 床铺高低以适合老年人上下床为宜 ❖ 被褥松软适中，厚薄随季节调整 ❖ 枕头不宜太高或太低，软硬适中
	（5）协助就寝： ▲ 找出睡眠障碍的原因并有针对性地干预 ▲ 协助老年人上床：照料人员扶着老年人坐床上，协助其脱下鞋子及相关衣物；协助老年人平躺，盖好被子	❖ 特殊睡眠障碍的老年人应及时通知医护人员 ❖ 注意安全，针对不能自理（轮椅）的老年人，需要借助轮椅转运
	（6）观察睡眠： ▲ 定期巡视，观察老年人的睡眠状况 ▲ 观察内容：一般睡眠状况及异常睡眠状况	❖ 夜间巡视时注意走路轻、关门轻，避免惊醒老年人 ❖ 对于身体状况不佳的老年人，加强观察、巡视
	（7）整理记录： ▲ 整理用物 ▲ 洗手，记录	❖ 根据晚上巡视情况及时记录老年人的睡眠时间及情况。如发现老年人有任何异常情况及时处理并准确记录 ❖ 记录内容真实、详细。记录内容包括老年人睡眠一般情况（入睡时间、觉醒时间与次数、总睡眠时间、睡眠质量）、老年人主诉、异常睡眠的表现，有无采取助睡眠措施，及如何处理等

续表

操作步骤		要点说明
评价	（1）质量标准：对老年人的睡眠障碍原因分析正确，睡眠障碍照料方式有效，无安全风险	
	（2）熟练程度：程序正确，操作规范，动作熟练，注意安全	
	（3）人文关怀：关心老年人，老年人感到满意；沟通有效，充分体现人文关怀	

操作视频
照料睡眠障碍的老年人入睡

任务工单 4-2　老年人睡眠障碍的照料

项目名称	任务清单内容	
任务描述	王爷爷，男性，76 岁，退休工人。王爷爷患有冠心病、风湿性关节炎。住养老院 5 天，入院时坐轮椅，安排两人间的居室环境。照料人员查房时发现其入睡晚，间断睡眠，每次睡眠时间 30～60 分钟。诉夜间疼痛，自行翻身困难，同室李爷爷咳嗽，起夜次数多。现王爷爷出现了头晕、乏力、无精打采等情况，有时白天坐在轮椅上打瞌睡。照料人员需采取相关措施来改善王爷爷的睡眠	
任务目标	能认真评估王爷爷的睡眠特点，正确地采取相关措施来改善王爷爷的睡眠	
任务分析		
任务实施	评估	
	实施	
	注意事项	

续表

项目名称	任务清单内容
任务总结	
实施人员	
任务评价	

（崔艳）

项目 5　清洁照料

项目导入

良好的清洁卫生是人类最基本的生理需要之一，维持个体清洁卫生，不仅可以使人感觉舒适，改善自我形象，维护自尊自信，还可以起到预防疾病的作用。因此，为了使老年人身心处于最佳状态，照料人员应及时评估老年人的卫生状况，并根据老年人的自理能力、卫生需求和个人习惯协助其进行卫生护理，确保老年人舒适、安全、健康。

本项目共 6 个学习任务：协助口腔清洁；协助头发清洁；协助身体清洁；协助仪容仪表修饰；更换床上用品；预防压疮。

学习目标

1. 培养吃苦耐劳的精神，能细心、耐心地对老年人进行清洁照料，并符合相关老年人照料规定。

2. 能协助老年人进行漱口、刷牙，为老年人进行棉棒擦拭清洁口腔；能协助老年人晨间梳洗、沐浴；能协助老年人更衣和修饰；能为老年人整理床单位、更换床单位；能为老年人进行预防压疮的照料。

3. 熟悉更换床单位的要求以及老年人居室卫生要求；掌握几种老年人口腔清洁方法；掌握老年人压疮预防知识及预防方法、预防压疮观察要点。

4. 理解皮肤清洁的目的和意义、老年人口腔健康的标准和重要性、头发清洁的目的和意义。

任务 5.1 协助口腔清洁

人体口腔内的环境非常利于细菌生长、繁殖，口腔清洁非常重要。为老年人进行口腔清洁，不仅能够减少口腔感染的机会，还能清除口腔异味，促进食欲，增强老年人身体健康，预防疾病。

1）口腔清洁的相关知识

（1）口腔清洁的重要性

正常人的口腔内存在多种细菌、微生物，当健康状况良好时，饮水、漱口、刷牙等活动可对细菌、微生物起到一定的清除作用。老年人，尤其是患病老年人，机体抵抗力下降；饮水少，进食少，消化液分泌减少，对口腔内细菌清除能力下降；进食后食物残渣滞留，口腔内适宜的温度、湿度使细菌易于在口腔内大量繁殖，引起口腔内局部炎症、溃疡、口臭及其他并发症。

（2）保持口腔健康的方法

①每天坚持早晚刷牙，饭后漱口。

②选择刷毛硬度适中的牙刷，定期（不超过 3 个月）更换牙刷，并使用正确的刷牙方法。

③经常按摩牙龈。用洗干净的手指直接在牙龈上按摩，按摩时按压和旋转相结合，重复 10 ～ 20 次，牙龈的外面和里面都应进行按摩。

④经常叩齿。叩齿既能够促进下颌关节、面部肌肉、牙龈和牙周的血液循环，还能锻炼牙齿周围的软硬组织，坚固牙齿。

⑤定期到医院进行口腔检查。牙痛应查明原因，对症治疗。

⑥戴有假牙的老年人进食后、晚睡前应将假牙清洁干净。睡前将假牙取出，放入清水中浸泡，定期用专用清洁剂进行清洗。

⑦改掉不良嗜好。如吸烟、用牙齿拽东西、咬硬物等。合理营养，补充牙齿所需的钙、磷等，少吃含糖食品，多吃新鲜蔬菜，增加牛奶和豆制品的摄入量。全身健康也可促进牙齿健康。

2）老年人的口腔健康

（1）老年人的口腔健康标准

世界卫生组织提出的老年人口腔卫生保健的基本目标是“8020”，即 80 岁还拥有至少 20 颗牙齿。世界卫生组织制定的牙齿健康标准具体包括：牙齿要清洁；没有龋齿；没有疼痛感；牙龈的颜色为正常的粉红色；没有出血现象。

（2）老年人常见的口腔清洁方法

①自理、半自理老年人口腔清洁方法　自理老年人及上肢功能良好的半自理老年人可以通过漱口、刷牙的方法清洁口腔。

②不能自理的老年人口腔清洁方法　不能自理的老年人需照料人员协助做好口腔清洁，可采用棉棒擦拭法。对于体弱、卧床、牙齿脱落，但意识清醒的老年人，也可通过漱口达到清洁口腔的目的。

（3）老年人义齿的清洁方法

义齿能够使老年人恢复咀嚼、发音等功能，帮助老年人像正常人一样进食，并可起到美观形象的作用。爱护义齿，教会或协助老年人做好义齿的清洗，可延长义齿的使用寿命，提高老年人的生活质量。

①义齿的概念和作用　义齿是牙齿脱落或拔除后，为恢复咀嚼、美观、发音等功能所镶补的假牙。覆盖义齿是指义齿的基托覆盖并支持在已经治疗的牙根与牙冠上的一种全口义齿或可摘局部义齿。上义齿的底座要覆盖上腭（口腔的顶部），而出于舌头的原因，下义齿的底座则是马蹄形。

②老年人佩戴义齿的注意事项　老年人佩戴义齿时要注意经常清洗，保持洁净；佩戴义齿不宜吃太硬或黏性较大的食物，以防造成义齿损坏或脱落；全口托牙初戴时，咀嚼食物应由软到硬、由少到多逐步适应，以免损伤口腔黏膜；定期复查，应每半年或一年到专业医院复查一次，确保义齿佩戴舒适。

③义齿的摘取和佩戴方法　应在每次进食后及晚睡前取下并清洗义齿，也可让口腔组织得到休息；摘取、佩戴义齿时，均不可用力太猛，以免造成义齿卡环的折断、变形，同时损伤牙龈；上下均有义齿时，一般先摘取上面，再摘取下面。

④义齿的清洗、存放原则　应在流动清水下刷洗义齿；用义齿专用清洗液浸泡、清洗义齿，可消除义齿牙缝、牙面的牙垢，减少菌斑附着，再用清水冲净；不能用热水浸泡义齿，以免造成义齿变形；不能用酒精擦洗义齿，会使义齿产生裂纹；不能用坚硬毛刷刷义齿，否则易损伤义齿表面结构；义齿应放在清洁的冷水杯中保存。

【操作步骤】

表 5-1　协助老年人漱口的操作步骤及要点说明

操作步骤		要点说明
评估	（1）老年人：室内老年人平卧于床上	❖ 让老年人了解操作过程及注意事项，取得其同意和配合
	（2）环境：室内整洁，温、湿度适宜	❖ 无异味
	（3）照料人员：着装整洁，修剪指甲，洗净双手	❖ 七步洗手法
	（4）用物：用物备齐，摆放有序	❖ 水杯 1 个、吸管 1 根、弯盘或小碗 1 个、毛巾 1 条，必要时备润唇油 1 支

续表

	操作步骤	要点说明
实施	（1）沟通：携用物至床边，向老年人解释操作的目的、方法，取得老年人的同意、配合	
	（2）摆放体位：协助老年人取侧卧位，抬高头胸部；或取半坐卧位，面向照料人员。将毛巾铺在老年人颌下及胸前部位，将弯盘或小碗置于口角旁	❖ 卧床老年人漱口时，口角边垫好毛巾避免打湿被服
	（3）协助漱口：水杯内盛漱口水至2/3满，递到老年人口角旁，老年人直接含饮或用吸管吸引漱口水至口腔后闭紧双唇，用一定力量鼓动颊部，使漱口水在牙缝内外来回流动冲刷。吐漱口水至口角边的弯盘或小碗中，反复多次直至口腔清爽。用毛巾擦干口角水痕，必要时涂搽润唇油	❖ 每次含漱口水的量不可过多，避免发生呛咳或误吸
	（4）整理用物： ▲ 整理床单位，清理用物，放回原处 ▲ 洗手，记录	
评价	（1）质量标准：协助老年人漱口符合操作要求，无安全风险	
	（2）熟练程度：程序正确，操作规范，动作熟练，注意安全	
	（3）人文关怀：关心老年人，老年人感到满意；沟通有效，充分体现人文关怀	

表 5-2　协助老年人刷牙的操作步骤及要点说明

	操作步骤	要点说明
评估	（1）老年人：老年人平卧于床上	❖ 让老年人了解操作过程及注意事项，取得其同意和愿意配合
	（2）环境：室内整洁，温、湿度适宜	❖ 无异味
	（3）照料人员：着装整洁，修剪指甲，洗净双手	❖ 七步洗手法
	（4）用物：用物备齐，摆放有序	❖ 牙刷1把、牙膏1支、漱口杯1个、毛巾1条、橡胶单（或塑料布）1块、脸盆1个，必要时备润唇油1支
实施	（1）沟通：携用物至床边，向老年人解释操作的目的、方法，取得老年人的同意、配合	
	（2）摆放体位：协助老年人取坐位，将橡胶单铺在老年人面前，放稳脸盆	❖ 脸盆放稳，避免打湿床铺，如果打湿及时更换

续表

操作步骤		要点说明
实施	（3）指导刷牙： ▲ 在牙刷上挤好牙膏，水杯中盛2/3杯漱口水。递给老年人水杯及牙刷，叮嘱老年人身体前倾，先饮一小口水漱口，湿润口腔 ▲ 刷牙：上下牙齿咬合，采用竖刷法刷洗牙齿外侧面；张开口腔，上牙从上向下刷，下牙从下向上刷，刷洗牙齿内侧面；螺旋形刷洗牙齿咬合面。还可用刷毛轻轻按摩牙龈，刷牙时间不少于3分钟 ▲ 刷牙完毕，含水再次漱口。用毛巾擦净老年人口角水痕。必要时涂搽润唇油	❖ 刷牙时叮嘱老年人动作轻柔，以免损伤牙龈
	（4）整理用物： ▲ 协助老年人取舒适卧位，整理床单位 ▲ 撤去、清理用物，放回原处 ▲ 洗手，记录	
评价	（1）质量标准：协助老年人刷牙符合操作要求，无安全风险	
	（2）熟练程度：程序正确，操作规范，动作熟练，注意安全	
	（3）人文关怀：关心老年人，老年人感到满意；沟通有效，充分体现人文关怀	

表5-3 使用棉棒擦拭、清洁口腔的操作步骤及要点说明

操作步骤		要点说明
评估	（1）老年人：老年人平卧于床上	❖ 让老年人需要了解操作过程及注意事项，取得其同意和配合
	（2）环境：室内整洁，温、湿度适宜	❖ 无异味
	（3）照料人员：着装整洁，修剪指甲，洗净双手，必要时戴口罩	❖ 七步洗手法
	（4）用物：用物备齐，摆放有序 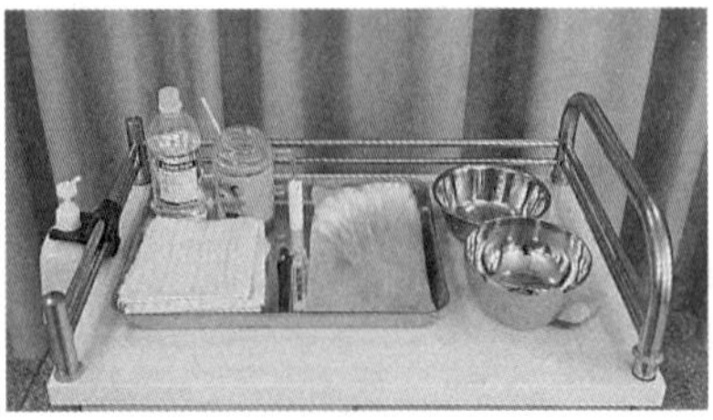 （用物）	❖ 漱口杯1个、大棉棒1包、毛巾1条、污物碗1个，必要时备润唇油1支

续表

<table>
<tr><th colspan="2">操作步骤</th><th>要点说明</th></tr>
<tr><td rowspan="4">实施</td><td>（1）沟通：携用物至床边，向老年人解释操作的目的、方法，取得老年人的同意和配合</td><td></td></tr>
<tr><td>（2）摆放体位：备齐用物，携至床旁。协助老年人取侧卧位或平卧位，头偏向一侧（朝向照料人员）。毛巾铺在老年人颌下及胸前，污物碗置于枕边
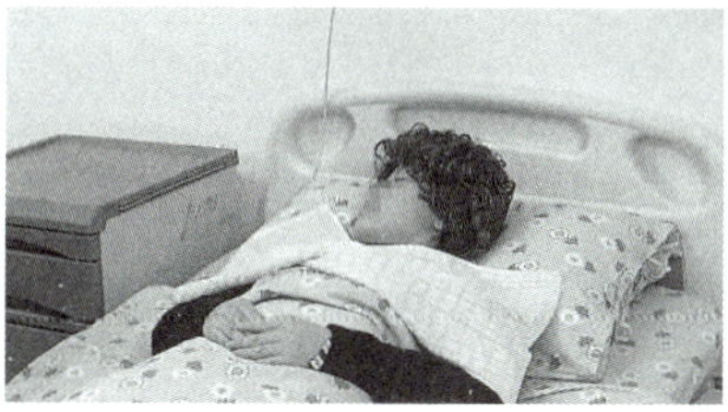
（体位安置）</td><td></td></tr>
<tr><td>（3）擦拭口腔：
▲ 棉棒蘸水擦拭湿润口唇
▲ 叮嘱老年人牙齿咬合，擦拭牙齿外侧面（由内而外纵向擦拭至门齿）
▲ 叮嘱老年人张开口腔，分别擦拭牙齿各内侧面、咬合面
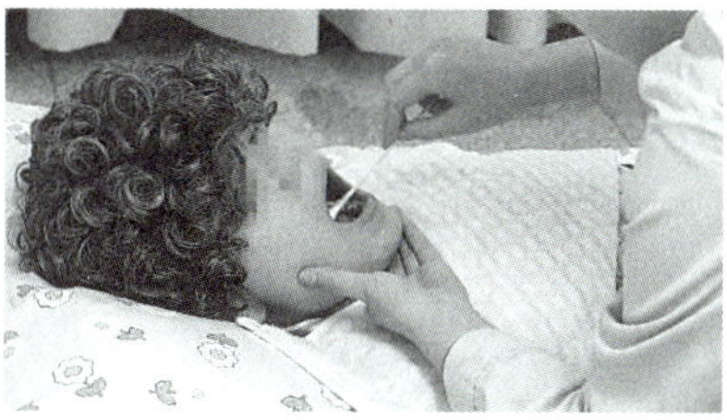
（擦拭口腔）
▲ 分别擦拭两侧颊部
▲ 逐步擦拭上颚、舌面、舌下
▲ 叮嘱老年人再次张口，检查口腔是否擦拭干净
▲ 用毛巾擦净老年人口角水痕。必要时涂搽润唇油</td><td>❖ 棉棒蘸水后在杯壁上轻轻挤压，以免与牙齿接触后，漱口水被挤出流入气管引起呛咳
❖ 每次取一根棉棒蘸适量漱口水擦拭口腔的一个部位，一根棉棒只可使用一次，不可反复蘸取漱口水使用
❖ 擦拭上腭及舌面时，位置不可太靠近咽部，以免引起恶心、不适</td></tr>
<tr><td>（4）整理用物：
▲ 整理床单位
▲ 撤去、清理用物，放回原处
▲ 洗手，记录</td><td></td></tr>
<tr><td rowspan="3">评价</td><td>（1）质量标准：棉棒擦拭清洁口腔符合操作要求，无安全风险</td><td></td></tr>
<tr><td>（2）熟练程度：程序正确，操作规范，动作熟练，注意安全</td><td></td></tr>
<tr><td>（3）人文关怀：关心老年人，老年人感到满意；沟通有效，充分体现人文关怀</td><td></td></tr>
</table>

操作视频
协助口腔清洁

任务工单 5-1　协助口腔清洁

<table>
<tr><th>项目名称</th><th colspan="2">任务清单内容</th></tr>
<tr><td>任务描述</td><td colspan="2">陈奶奶，80 岁，因脑中风瘫痪长期卧床，吞咽困难，口齿不清，可在照料人员协助下进行床上翻身。今日诉口腔疼痛，只能喝粥。照料人员查看后发现老年人口腔黏膜多处有白色斑点，且散发异味，照料人员需采取有效措施改善陈奶奶的口腔清洁</td></tr>
<tr><td>任务目标</td><td colspan="2">能正确评估陈奶奶的口腔健康状况，并协助陈奶奶保持口腔清洁，清除口腔异味，促进食欲，增强陈奶奶身体健康</td></tr>
<tr><td>任务分析</td><td colspan="2"></td></tr>
<tr><td rowspan="3">任务实施</td><td>评估</td><td></td></tr>
<tr><td>实施</td><td></td></tr>
<tr><td>注意事项</td><td></td></tr>
<tr><td>任务总结</td><td colspan="2"></td></tr>
<tr><td>实施人员</td><td colspan="2"></td></tr>
<tr><td>任务评价</td><td colspan="2"></td></tr>
</table>

（刘玲）

任务 5.2 协助头发清洁

保持头发的整洁美观是人们日常清洁卫生的一项重要内容。乌黑、亮泽、顺滑的头发会使人显得年轻而有精神。当步入老年之后，头发会出现干枯、变细、脱落、易折断、变白等现象。做好老年人头发的清洁和梳理，既有助于老年人保持良好的个人形象、心情愉悦；也有利于促进头部血液循环，促进头发生长，预防感染。

1）老年人头发梳理

（1）方法和工具

应根据头发的长短、卷曲、受损程度选择适宜的梳发方法和梳发工具。在各类梳子中，以竹制的密齿梳为最好，牛角梳和木梳次之。老年人可在每天早晨起床后和晚上睡觉前各梳一次头，每次梳 5 ～ 10 分钟。其顺序是：先从额头往脑后梳 2 ～ 3 分钟，再从左鬓往右鬓梳 1 ～ 2 分钟，然后从右鬓往左鬓梳 1 ～ 2 分钟，最后低下头，由枕部发根处往前梳 1 ～ 2 分钟，以梳至头皮有热胀感为止。

老年人在梳头时不可用力过大，更不可硬拉，只要用梳齿轻轻地接触头皮即可，以免损伤头部的毛囊或划伤皮肤。如头发较长、打结，不要从上到下一次性用力梳发，否则很容易扯断头发，伤到头皮，应一手抓住头发中段，先把发梢慢慢梳开，然后再从头皮往下将头发梳理整齐，动作轻柔，力度适中。

（2）头皮按摩

梳发时可边梳边按摩，促进头皮的血液循环。可在每天早晨起床后、午休前和晚上睡觉前，用十指（稍屈）的指尖和指腹自额上发际开始，由前向后经头顶至脑后发际，边梳边按摩头皮，每次按摩 10 ～ 15 分钟，然后再将两手向两边分开，按摩两鬓的头皮，每次按摩 5 ～ 10 分钟。

2）老年人头发清洁

（1）洗发频次

油性发质的老年人春秋季可 2 ～ 3 天洗发一次，夏季可 1 ～ 2 天洗发一次，冬季可每周洗发 1 ～ 2 次。干性发质的老年人春夏季可 4 ～ 5 天洗发一次，秋冬季可 7 ～ 10 天洗发一次。

（2）注意事项

一般水温控制在 40 ～ 50 ℃比较合适。洗发时应用指腹揉搓头发，不仅有疏通脉络、活血按摩的作用，也可以避免指甲伤及头皮而产生过多头屑。洗发后要及时用毛巾擦干头发或使用吹风机吹干，避免着凉。

（3）观察要点

为老年人洗发时应注意观察老年人头发的分布、浓密程度、长度、脆性及韧性、干湿度、卫生情况、光泽度、颜色、有无虱子等，周围皮肤是否干燥，有无鳞片、伤口或皮疹、皮肤擦伤和表皮脱落等。

3）老年人头发的养护方法

（1）保持乐观的心态

乐观的心态会使人体分泌更多有益的激素、酶类和乙酰胆碱等物质，这些物质可以把人体各个系统的功能调节到最佳状态，从而提高人体的免疫功能，起到美发护发的作用。

（2）加强身体锻炼

老年人经常参加身体锻炼，能起到改善血液循环、增强体质的作用。体质增强了，头发的健康也就有了保障。

（3）多吃对头发有益的食品

对头发有益的食品主要包括：

①含碘类食物　主要有海带、紫菜等。碘可以使人的头发变得乌黑发亮。

②有助于头发合成黑色素的食物　主要有菠菜、西红柿、马铃薯、柿子等。这些食物中含有较多的铜、铁等元素，这些元素是头发合成黑色素不可缺少的物质。

③有助于头发生长的食物　主要有大豆、花生、芝麻等。这些食物中含有丰富的胱氨酸、甲硫氨酸等物质，这些物质是头发的重要成分。

④富含头发所需维生素的食物　主要有胡萝卜、南瓜、鲜枣、卷心菜、糙米、草莓、柑橘等。这些食物中含有头发所需的各种维生素，常食用可降低头发变黄、变枯的概率。

（4）经常梳头

经常梳理头发，不但可以加快头发根部的血液循环，起到坚固发根的作用，还能醒脑提神、防止大脑衰退、增强记忆力。

（5）经常进行头部按摩

老年人应经常对头部进行按摩。坚持按摩可以起到预防或减轻老年性脱发的作用。

（6）尽量减少染发、烫发的次数

频繁染发、烫发会使发质受损，导致头发易断裂，变得粗糙、易分叉。应以每年染、烫各一次为宜，且老年人应将染发、烫发分开进行，二者之间最好相隔3个月以上。另外，老年人应减少使用吹风机吹发的频率，尽量用干毛巾吸干头发的水分，再将吹风机的温度、风力调至中低挡位吹风，以减小对头发的损害。

（7）洗头小知识

洗头时，往水里加一些醋，可以令头发变得有光泽；可用淘米水洗发，收集近一两天的淘米水，自然发酵后，加入温水中；还可将少量面粉混入温水中洗发，坚持洗一段时间，头发就会变得又黑又亮。

【操作步骤】

表 5-4 为老年人晨间梳洗的操作步骤及要点说明

操作步骤		要点说明
评估	（1）老年人：老年人平卧于床上	
	（2）环境：室内整洁，温、湿度适宜。关闭门窗，必要时用屏风遮挡	❖ 注意调节室温，防止老年人着凉，冬季室温以保持在 22 ～ 26 ℃为宜
	（3）照料人员：服装整洁，洗净双手	❖ 七步洗手法
	（4）用物：用物备齐，摆放有序	❖ 脸盆（内盛 1/2 盆的 40 ～ 45 ℃温水）1 个、毛巾 2 条、香皂 1 块、润肤霜 1 盒、梳子 1 把
实施	（1）沟通：携用物至床旁，向老年人解释准备洗漱，以取得合作	
	（2）摆放体位：将脸盆放在床旁椅子上，协助老年人取坐位或卧位	❖ 水温不可过高，以防烫伤 ❖ 脸盆摆放平稳，避免打湿被褥和衣物
	（3）协助洗脸：照料人员将干毛巾围在老年人胸前，一只手扶住老年人肩部，另一只手用清水将老年人面部打湿并涂搽香皂，再用清水洗净，用干毛巾擦干面部	
	（4）协助洗手：协助老年人浸湿双手，涂搽香皂，用清水洗净，再用干毛巾擦干，在面部及双手涂搽润肤霜	
	（5）清洁口腔：操作方法详见本项目任务 5-1	
	（6）协助梳头： ▲ 坐位梳头：将毛巾围于老年人肩上，散开头发，左手压住发根，右手梳理头发至整齐。最后将毛巾卷起撤下 ▲ 卧位梳头：一只手托起老年人头部，另一只手将毛巾铺在枕巾上。叮嘱并协助老年人头偏向一侧，方法同坐位梳头。梳完一侧，将头部转向另一侧，梳理另一侧至整齐。一只手托起老年人头部，另一只手将毛巾卷起并撤下	❖ 动作要轻柔，不可以强拉硬拽 ❖ 头发打结不易梳通时，可用 30% 酒精湿润后从发梢梳理 ❖ 头发较长者可分段梳理，先梳理靠近发梢的一段，梳通后，再由发根部分梳理至发梢
	（7）整理用物： ▲ 协助老年人取舒适卧位，整理床单位 ▲ 倾倒污水，抖落毛巾上的头屑及脱落的头发，清洗毛巾，晾干备用 ▲ 洗手，记录	
评价	（1）质量标准：为老年人晨间梳洗符合操作要求，无安全风险	
	（2）熟练程度：程序正确，操作规范，动作熟练，注意安全	
	（3）人文关怀：关心老年人，老年人感到满意；沟通有效，充分体现人文关怀	

操作视频
为老年人坐位洗发

表 5-5　为老年人坐位洗发的操作步骤及要点说明

	操作步骤	要点说明
评估	（1）老年人：老年人坐在椅子上	
	（2）环境：室内环境整洁，温、湿度适宜。关闭门窗，必要时用屏风遮挡	❖ 注意调节室温，防止老年人着凉，冬季室温以 22 ～ 26 ℃为宜
	（3）照料人员：服装整洁，洗净双手	❖ 七步洗手法
	（4）用物：用物备齐，摆放有序 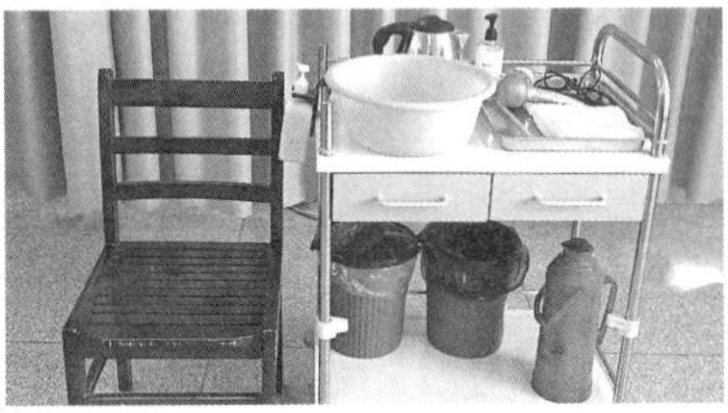 （用物）	❖ 毛巾 1 条、洗发液 1 瓶、梳子 1 把、脸盆 1 个、暖瓶 1 只、水壶 1 个（盛装 40 ～ 45 ℃温水）、方凳 1 个，必要时备吹风机 1 个
实施	（1）沟通：备齐用物，携用物至床旁，向老年人解释，以取得合作	
	（2）摆放体位：协助老年人取坐位，颈肩围上毛巾，在老年人面前的方凳上放置脸盆，嘱老年人双手扶稳盆沿，低头闭眼，头部位于脸盆上方 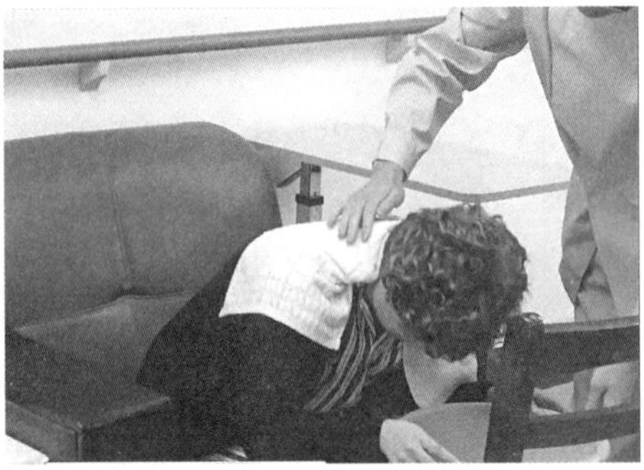 （摆放体位）	
	（3）协助洗发： ▲ 一只手持水壶缓慢倾倒温水，另一只手揉搓头发至全部淋湿 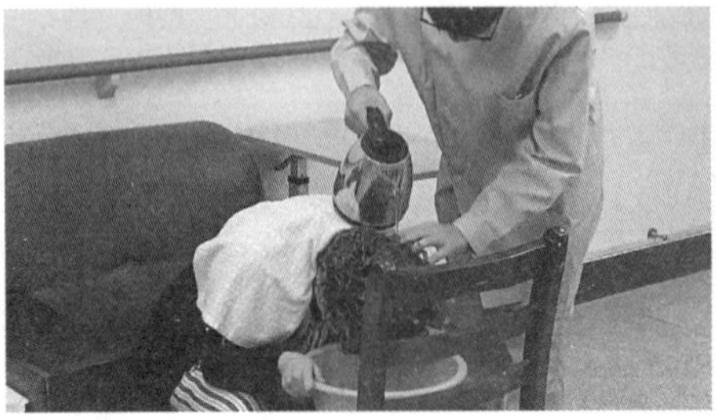 （协助老年人洗发）	❖ 洗发过程中，观察并询问老年人有无不适，以便及时调整操作方法 ❖ 注意室温、水温的变化 ❖ 洗发操作轻快，减少老年人的不适和疲劳

续表

	操作步骤	要点说明
实施	▲ 涂搽洗发液，双手指腹揉搓头发、按摩头皮（力量适中，揉搓方向由发际向头顶部），同时观察并询问老年人有无不适 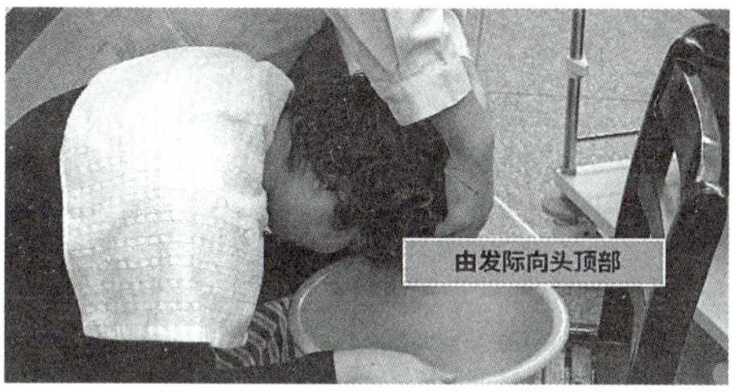 （为老年人按摩头皮） ▲ 一只手持水壶缓慢倾倒温水，另一只手揉搓头发至洗发液全部冲洗干净	
	（4）擦干头发：取颈肩部毛巾擦干面部及头发，必要时用吹风机吹干头发，将头发梳理整齐 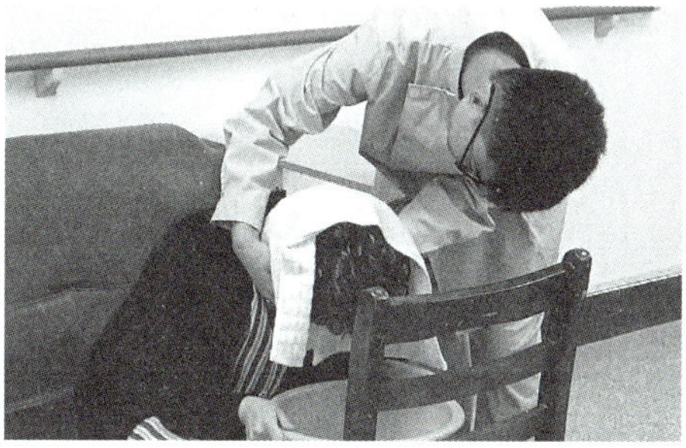 （为老年人擦干头发）	❖ 及时擦干头发，防止老年人着凉
	（5）整理用物： ▲ 协助老年人上床休息，整理床单位 ▲ 清理用物 ▲ 洗手，记录	
评价	（1）质量标准：为老年人坐位洗发符合操作要求，无安全风险	
	（2）熟练程度：程序正确，操作规范，动作熟练，注意安全	
	（3）人文关怀：关心老年人，老年人感到满意；沟通有效，充分体现人文关怀	

表 5-6　为老年人床上洗发的操作步骤及要点说明

	操作步骤	要点说明
评估	（1）老年人：评估老年人的身体状况、疾病情况，是否适宜床上洗头	
	（2）环境：室内整洁，温、湿度适宜。关闭门窗，必要时用屏风遮挡	❖ 注意调节室温，防止老年人着凉，冬季室温以 22 ～ 26 ℃为宜

为老年人床上洗发

续表

	操作步骤	要点说明
评估	(3)照料人员：服装整洁，洗净双手	❖ 七步洗手法
	(4)用物：用物备齐，摆放有序 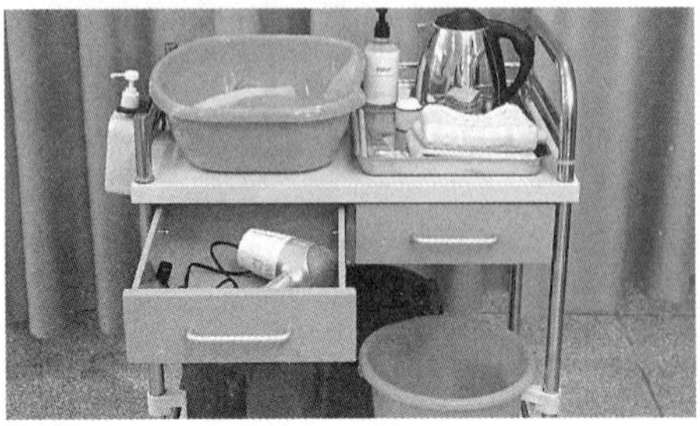 (用物)	❖ 洗头器1个、毛巾1条、洗发液1瓶、梳子1把、棉球2个、纱布1块、暖瓶1个、水壶1个(盛装40～45℃温水)、污水桶1个，必要时备吹风机1个
实施	(1)沟通：询问老年人是否需要便器，备齐用物，携带用物至床旁，向老年人解释操作目的，以取得合作	
	(2)放置洗头器：一只手托起老年人头部，另一只手撤去枕头，放置简易洗头器，使老年人脖颈枕于简易洗头器凹槽上，洗头器排水管下接污水桶，然后在老年人颈肩部围上毛巾 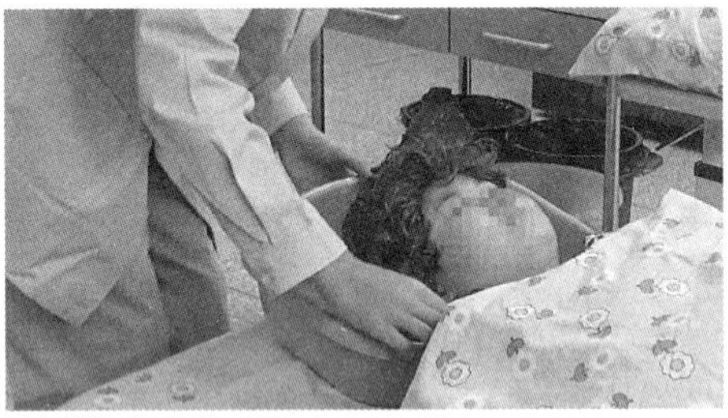 (放置洗头器)	
	(3)床上洗发： ▲ 将棉球分别塞入老年人外耳道，用纱布盖住眼睛。一只手持水壶缓慢倾倒温水，另一只手揉搓头发至全部淋湿 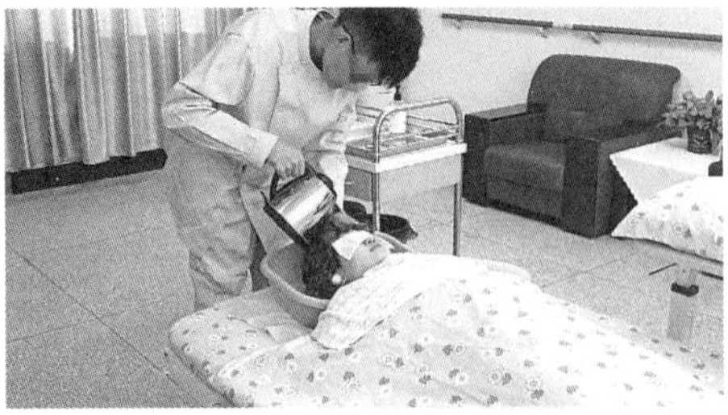 (为老年人床上洗发) ▲ 涂搽洗发液，用双手指腹揉搓头发，按摩头皮(力量适中，揉搓方向由发际向头顶部)，随时询问老年人有无不适	❖ 塞棉球是为了防止洗发过程中水流入耳内。纱布盖住眼睛是为了防止水溅入眼内 ❖ 洗发过程中，观察并询问老年人有无不适，以便及时调整操作方法 ❖ 注意室温、水温变化

续表

	操作步骤	要点说明
实施	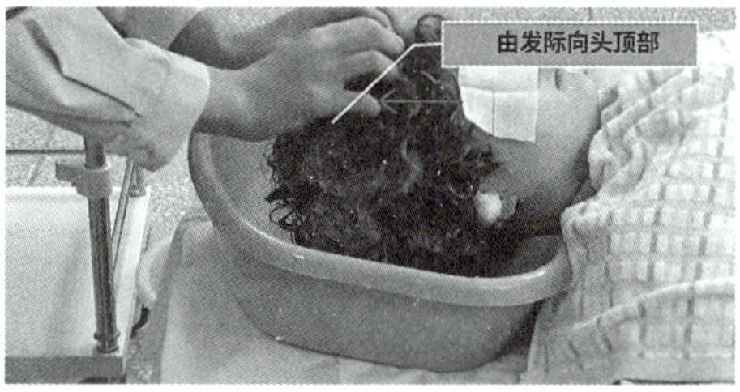 （为老年人按摩头皮） ▲ 揉搓完毕，一只手持水壶缓慢倾倒温水，另一只手提头发至洗发液全部被冲洗干净	❖ 洗发操作轻快，减少老年人的不适和疲劳 ❖ 防止水打湿被服。如果打湿，及时更换
实施	（4）擦干头发：取颈肩部毛巾擦干老年人面部，再用毛巾包裹头部，撤去简易洗头器，充分擦干头发，必要时用吹风机吹干头发。垫好枕头，将头发梳理整齐 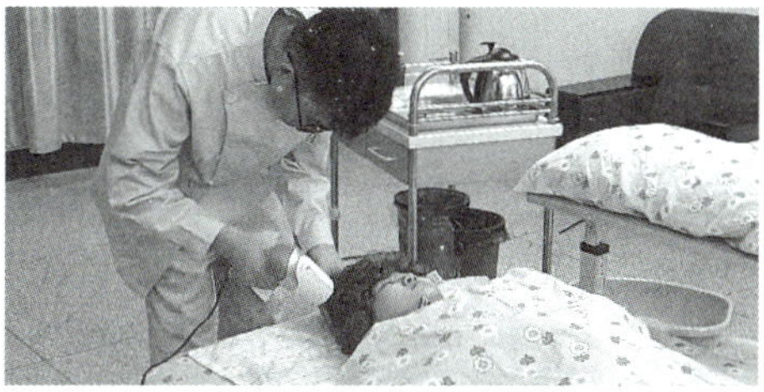 （擦干头发）	❖ 及时擦干头发，防止老年人着凉
实施	（5）整理用物： ▲ 协助老年人取舒适卧位，整理床铺 ▲ 倾倒污水，用物放回原处备用 ▲ 洗手，记录	
评价	（1）质量标准：为老年人床上洗发符合操作要求，无安全风险	
评价	（2）熟练程度：程序正确，操作规范，动作熟练，注意安全	
评价	（3）人文关怀：关心老年人，老年人感到满意；沟通有效，充分体现人文关怀	

任务工单 5-2 协助头发清洁

项目名称	任务清单内容
任务描述	李奶奶，72岁，既往有高血压病史，因高血压、脑梗死后遗症导致左侧肢体偏瘫多年，自己可以在床上翻身。今日查房发现李奶奶精神不佳，自诉头皮发痒，照料人员查看发现老年人头发油腻，需要改善老年人头发清洁情况，去除头发污垢和异味，促进头部血液循环，预防感染，于是为李奶奶进行床上洗头

续表

项目名称	任务清单内容	
任务目标	能正确评估李奶奶身体状况和疾病情况，采取有效措施为李奶奶做好头发清洁，能为李奶奶讲解头发养护方法	
任务分析		
任务实施	评估	
	实施	
	注意事项	
任务总结		
实施人员		
任务评价		

（刘玲）

任务 5.3　协助身体清洁

皮肤是人体最大的器官，可以保护机体，具有调节体温、吸收、分泌、排泄、感觉等功能。皮肤代谢产生的皮脂、汗液及表皮碎屑等，会形成污垢黏附于皮肤表面。照料人员及时为老年人进行皮肤清洁，可以让老年人感到舒适，提高皮肤的抵抗力，预防感染。

1）老年人身体清洁的目的

①祛除皮肤污垢，缓解疲劳，保持老年人心情舒畅，维护老年人自尊。

②有利于检查老年人的身体健康状况，也能使照料人员和老年人有更多的接触和沟通。

③增强老年人的皮肤免疫力，减轻外界因素对局部皮肤的刺激，有利于身体健康和疾病的康复。

④有助于维持身体的完整性，减少卧床老年人压疮等并发症的发生率。

⑤促进老年人皮肤的血液循环，加速新陈代谢，增加皮肤排泄功能。

2）老年人沐浴的方式

老年人沐浴的方式主要包括 3 种：淋浴、盆浴、床上擦浴。淋浴即洗澡时使用喷头淋湿全身进行洗浴的方法。盆浴即在浴缸或浴盆中放入水，老年人泡在水里进行洗浴的方法。床上擦浴是针对卧床、行动不便的老年人，在床上使用浸湿的毛巾按照由上至下的顺序擦拭全身，达到清洁身体目的的方法。

3）皮肤清洁观察要点

注意观察老年人的皮肤颜色、温度、柔软度、完整性、弹性、感觉、清洁度等。应注意体位、环境因素（如室温）、汗液量、皮脂分泌、水肿和色素沉着等情形对评估准确性的影响。

【操作步骤】

表 5-7　协助老年人淋浴的操作步骤及要点说明

操作步骤		要点说明
评估	（1）老年人：评估老年人的身体状况、疾病情况，是否适宜淋浴	❖ 淋浴应安排在老年人进食 1 小时后，以免影响消化吸收
	（2）环境：室内整洁，关闭门窗，调节浴室温度为 24 ～ 26 ℃，放好洗澡椅，地面放置防滑垫	❖ 预防老年人滑倒

续表

	操作步骤	要点说明
评估	（3）照料人员：着装整齐，便于操作，洗净双手	❖ 七步洗手法
	（4）用物：用物备齐，摆放有序	❖ 淋浴设施、毛巾 1 条、浴巾 1 条、沐浴液 1 瓶、洗发液 1 瓶、清洁衣裤 1 套、梳子 1 把、洗澡椅 1 把、防滑拖鞋 1 双或防滑垫 1 块，必要时备吹风机 1 个
实施	（1）沟通：向老年人解释操作目的及注意事项，征得老年人同意，搀扶（或用轮椅运送）老年人穿着防滑拖鞋进入浴室	❖ 老年人身体状况较好，要求单独洗浴时，浴室不要锁门，可在门把手上悬挂示意标牌。照料人员应经常询问老年人是否需要帮助 ❖ 浴室地面应放置好防滑垫，叮嘱老年人穿防滑拖鞋，以防老年人滑倒
	（2）坐稳洗浴： ▲ 调节水温，先开冷水开关，再开热水开关（单把手开关由冷水向热水一侧调节），调节水温，以约 40 ℃为宜（伸手触水，温热不烫手） ▲ 协助老年人脱去衣裤，搀扶老年人在洗澡椅上坐稳，叮嘱并协助老年人双手握住洗澡椅扶手 ▲ 洗发：叮嘱老年人低头闭眼，手持花洒淋湿头发，为老年人涂搽洗发液，双手指腹揉搓头发、按摩头皮（力量适中，揉搓方向由发际向头顶部），同时观察并询问老年人有无不适，再用花洒将洗发液全部冲洗干净。关闭开关，并用毛巾擦干面部及头发 ▲ 清洁身体：手持花洒淋湿老年人身体，由上至下涂抹沐浴液，涂搽面颈部、耳后、双上肢、胸腹部、背臀部、双下肢，最后擦洗会阴及臀下、双足。轻轻揉搓肌肤，再用花洒将全身沐浴液冲洗干净，关闭开关	❖ 先调节水温再协助老年人洗浴。调节水温时，先开冷水后开热水 ❖ 一侧肢体活动障碍时，应先脱健侧，再脱患侧 ❖ 老年人淋浴时间不可过长，水温不可过高，以免发生头晕等不适 ❖ 淋浴过程中，随时询问和观察老年人的反应，如有不适，应迅速结束操作，并告知专业医护人员
	（3）擦干更衣： ▲ 用浴巾包裹老年人身体，迅速擦干老年人面部及头发 ▲ 协助老年人更换清洁衣裤，搀扶（或用轮椅运送）老年人回屋休息	❖ 一侧肢体活动障碍时，应先穿患侧，再穿健侧

续表

	操作步骤	要点说明
实施	（4）整理记录： ▲ 将用物放回原处，开窗通风，擦干浴室地面；清洗浴巾、毛巾及老年人换下的衣裤 ▲ 洗手，记录	
评价	（1）质量标准：协助老年人淋浴符合操作要求，无安全风险	
	（2）熟练程度：程序正确，操作规范，动作熟练，注意安全	
	（3）人文关怀：关心老年人，老年人感到满意；沟通有效，充分体现人文关怀	

表 5-8　协助老年人盆浴的操作步骤及要点说明

	操作步骤	要点说明
评估	（1）老年人：评估老年人的身体状况、疾病情况，是否适合盆浴	❖ 让老年人了解操作过程及注意事项，取得其同意和配合
	（2）环境：室内整洁，关闭门窗，调节浴室温度为 24 ～ 26 ℃。浴盆中放水至 1/3 ～ 1/2 满，水温约 40 ℃（手伸进水中，温热不烫手），浴盆内放置防滑垫，地面放置防滑垫	❖ 无异味
	（3）照料人员：着装整齐、便于操作，洗净双手	❖ 七步洗手法
	（4）用物：用物备齐，摆放有序	❖ 浴盆 1 个、毛巾 2 条、浴巾 1 条、沐浴液 1 瓶、洗发液 1 瓶、清洁衣裤 1 套、梳子 1 把、座椅 1 把，必要时备吹风机 1 台
实施	（1）沟通：向老年人解释操作目的及注意事项，征得老年人同意，备齐用物。搀扶（或用轮椅运送）老年人穿着防滑拖鞋进入浴室	❖ 浴室地面应放置防滑垫，叮嘱老年人穿着防滑拖鞋，以防老年人滑倒
	（2）脱衣洗浴： ▲ 协助老年人脱去衣裤，搀扶老年人进入浴盆坐稳，叮嘱并协助老年人双手握住扶手或盆沿 ▲ 洗发：叮嘱老年人低头闭眼，手持花洒淋湿头发，为老年人涂搽洗发液，双手指腹揉搓头发、按摩头皮（力量适中，揉搓方向由发际向头顶部），同时观察并询问老年人有无不适，再用花洒将洗发液全部冲洗干净。关闭开关，并用毛巾擦干面部及头发	❖ 先调节水温再协助老年人洗浴。调节水温时，先开冷水后开热水 ❖ 一侧肢体活动障碍时，应先脱健侧，再脱患侧 ❖ 老年人盆浴时间不可过长，水温不可过高，水量不可过多，以免引起不适 ❖ 协助老年人盆浴时，随时询问和观察老年人的反应，如有不适，应迅速结束操作，并告知专业医护人员

续表

	操作步骤	要点说明
实施	▲ 清洁身体：浸泡身体后放掉浴盆中的水，由上至下涂抹沐浴液，涂搽面颈部、耳后、双上肢、胸腹部、背臀部、双下肢，然后擦洗会阴及臀下、双足。轻轻揉搓肌肤，再用花洒将全身浴液冲洗干净，关闭开关	
	（3）擦干更衣： ▲ 用浴巾包裹身体，迅速擦干老年人面部及头发，协助老年人出浴盆 ▲ 擦干身体坐在浴室座椅上，协助老年人更换清洁衣裤，搀扶（或用轮椅运送）老年人回床休息	❖ 一侧肢体活动障碍时，应先穿患侧，再穿健侧
	（4）整理记录： ▲ 将用物放回原处，开窗通风，擦干浴室地面；清洗浴巾、毛巾及老年人换下的衣裤 ▲ 洗手，记录	
评价	（1）质量标准：协助老年人盆浴符合操作要求，无安全风险	
	（2）熟练程度：程序正确，操作规范，动作熟练，注意安全	
	（3）人文关怀：关心老年人，老年人感到满意；沟通有效，充分体现人文关怀	

表 5-9　为老年人床上擦浴的操作步骤及要点说明

	操作步骤	要点说明
评估	（1）老年人：评估老年人的身体状况、疾病情况，判断是否适宜床上擦浴	❖ 让老年人了解操作过程及注意事项，取得其同意和配合
	（2）环境：室内整洁，关闭门窗，将温度调节为 24～26 ℃，水温调节为 40 ℃左右（手伸进水中，温热不烫手）	❖ 无异味
	（3）照料人员：衣着整齐，洗净双手	❖ 七步洗手法
	（4）用物：用物备齐，摆放有序 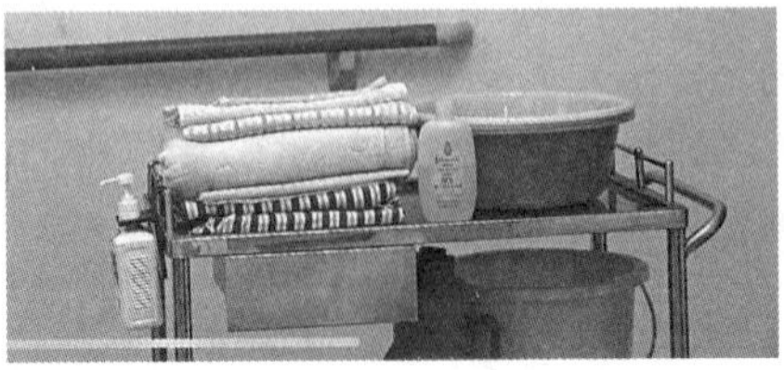 （用物）	❖ 脸盆 3 个（身体、臀部、脚）、毛巾 3 条（身体、臀部、脚）、方毛巾 1 条、浴巾 1 条、沐浴液 1 瓶、橡胶单 1 块、清洁衣裤 1 套、暖瓶 1 个、污水桶 1 个、橡胶手套 1 副，必要时备屏风等

为老年人床上擦浴

续表

	操作步骤	要点说明
实施	（1）沟通：向老年人解释操作目的及注意事项，征得老年人同意，备齐用物携至床旁（多人同住一室时，用屏风遮挡）。在脸盆内盛装 40 ～ 45 ℃温水，协助老年人脱去衣裤，盖好被子	❖ 老年人身体暴露部位要及时遮盖，保护隐私，以防着凉
	（2）按顺序擦浴： ▲ 擦洗面部：将浴巾覆盖在枕巾及胸前被子上 ▲▲ 擦洗眼睛：将方毛巾浸湿后拧干，先横向对折再纵向对折。用对折后的小毛巾的 4 个角分别擦洗双眼的内眼角和外眼角 ▲▲ 方毛巾包裹在手上，涂上沐浴液依次擦拭 ▲▲▲ 额部：由额中间分别向左再向右擦洗 ▲▲▲ 鼻部：由鼻根擦向鼻尖 ▲▲▲ 面颊：由鼻翼一侧向下至鼻唇部横向擦，沿一侧唇角向下，再横向擦拭下颏，顺向斜上方擦拭颊部，用同样的方法擦拭另一侧 ▲▲▲ 颈部：由中间分别向左再向右擦洗 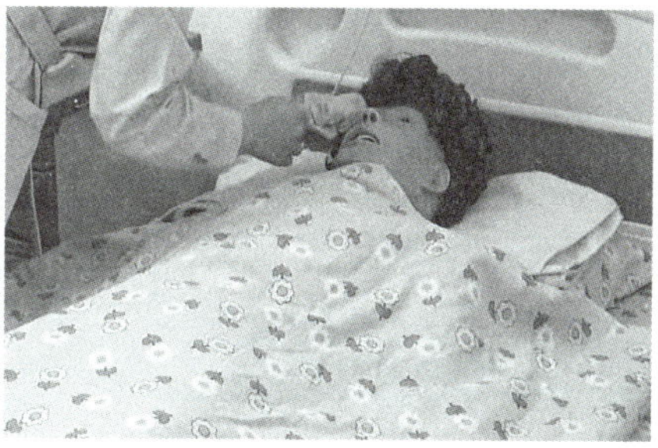 （为老年人擦洗面部） ▲▲ 洗净方毛巾，用同样的手法擦净脸上沐浴液，再用浴巾擦干脸上的水汽 ▲ 擦拭手臂：暴露老年人近侧手臂，将浴巾半铺半盖于手臂，方毛巾包手，涂上沐浴液，打开浴巾，由前臂向上臂擦拭。擦拭后用浴巾遮盖手臂，洗净方毛巾。使用同样的手法擦净上臂沐浴液，再用浴巾包裹轻轻擦干手臂上的水汽，盖被盖严手臂。用同样的手法擦拭另一侧手臂	❖ 擦浴过程中，动作要轻稳 ❖ 方毛巾的包裹方法：方毛巾的左右两边绕开拇指折向手心，前端下垂部分对齐折向手掌，并掖于掌根毛巾边缘内 ❖ 随时更换温水，注意水温 ❖ 擦洗过程中，观察老年人反应，如出现寒战、面色苍白等情况，应立即停止擦浴，进行保暖，并通知医护人员 ❖ 清洗会阴部、足部的水盆和毛巾要分开使用 ❖ 一侧肢体活动障碍时，应先穿患侧，再穿健侧

续表

操作步骤		要点说明
实施	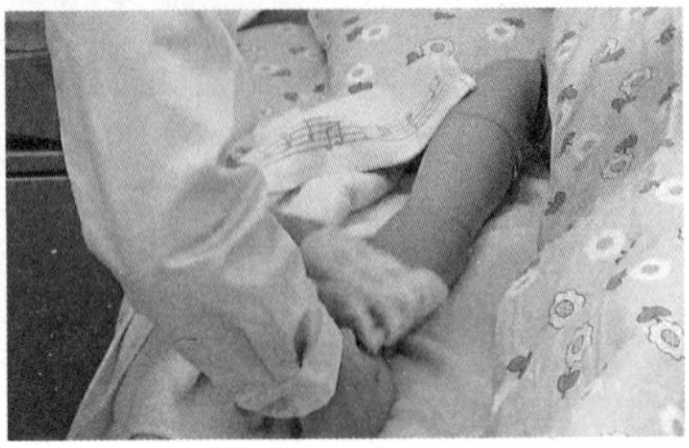 （为老年人擦拭手臂） ▲ 擦拭胸部：将老年人盖被向下折叠暴露胸部，用浴巾遮盖胸部。洗净方毛巾包裹在手上，涂上沐浴液，打开浴巾由上向下擦拭胸部及两侧，注意擦净皮肤皱褶处（如腋窝、女性乳房下垂部位），擦拭后用浴巾遮盖，洗净方毛巾，用同样的手法擦净胸部沐浴液，再用浴巾轻轻擦干胸部水汽 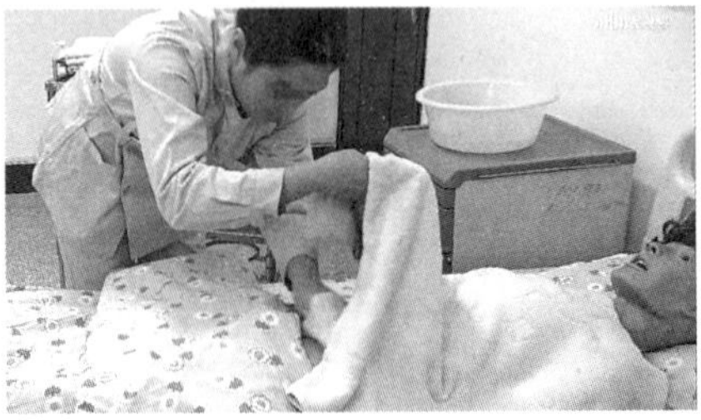 （为老年人擦拭胸部） ▲ 擦拭腹部：将老年人盖被向下折至大腿上部，用浴巾遮盖胸腹部。洗净方毛巾包裹在手上，涂上沐浴液，打开浴巾下角暴露腹部，顺时针螺旋形擦拭腹部及两侧腰部，擦拭后用浴巾遮盖，洗净方毛巾，用同样的手法擦净腹部沐浴液，再用浴巾轻轻擦干腹部水汽。盖好盖被 ▲ 擦拭背臀部：协助老年人翻身侧卧，背部朝向照料人员，将被子向上折起暴露背臀部。浴巾铺于背臀下，向上反折遮盖背臀部。洗净方毛巾包裹在手上，涂上沐浴液，打开浴巾暴露背臀部，由腰骶部沿脊柱向上至肩颈部，再螺旋形向下擦洗背部一侧，用同样的方法擦洗另一侧。分别环形擦洗两侧臀部，擦拭后用浴巾遮盖，洗净方毛巾；再用同样的手法擦净背臀部沐浴液，最后用浴巾轻轻擦干背臀部水汽。撤去浴巾，协助老年人取平卧位，盖好盖被	

续表

	操作步骤	要点说明
实施	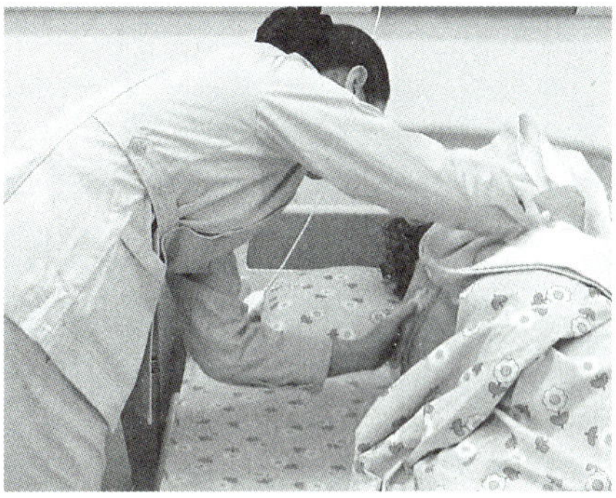 （为老年人擦拭背部） ▲ 擦洗下肢：暴露一侧下肢，浴巾半铺半盖。洗净方毛巾并包裹在手上，涂上沐浴液，打开浴巾暴露下肢，一只手扶住老年人下肢的踝部呈屈膝状，另一只手由小腿向大腿方向进行擦洗，擦洗后用浴巾遮盖，洗净方毛巾，用同样的手法擦净下肢沐浴液，再用浴巾擦干下肢上的水汽。用同样的手法擦洗另一侧下肢 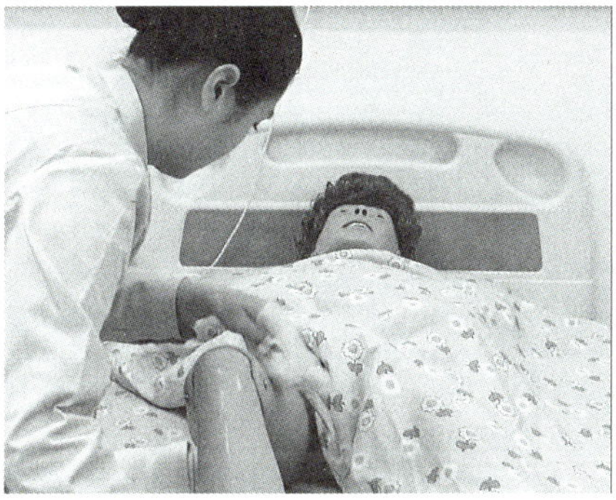 （为老年人擦拭下肢） 在上述操作过程中，照料人员应边擦拭边观察老年人有无不适，并随时添加热水保持水温和更换清水 ▲ 清洗足部：更换水盆（脚盆），用 40 ～ 45 ℃温水盛装至水盆的 1/2 满。将老年人被子的被尾向左侧打开暴露双足，取软枕垫在老年人膝下支撑。足下铺橡胶单，水盆放在橡胶单上，将老年人左足在水中浸湿，抬起涂搽沐浴液并揉搓，再放入水盆中浸泡，擦洗干净（注意洗净趾缝），用专用毛巾擦干足部，放入盖被内。用同样的手法清洗右足。撤去水盆、橡胶单，盖好盖被	

续表

操作步骤		要点说明
实施	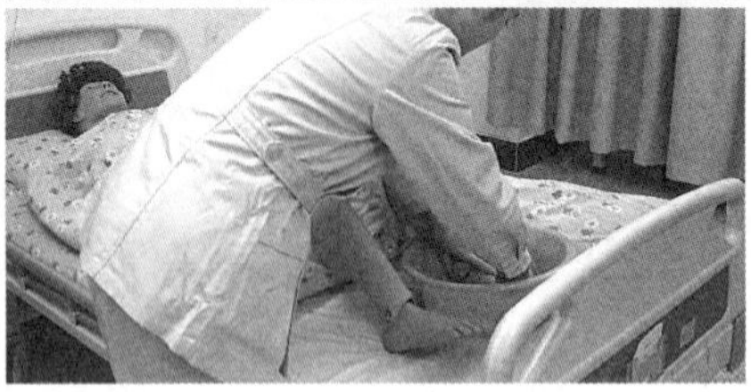 （为老年人清洗足部） ▲ 擦洗会阴：更换水盆（专用盆），盛装40～45 ℃温水。一只手托起老年人臀部，另一只手铺垫橡胶单和浴巾（也可协助老年人侧卧，铺垫橡胶单和浴巾，再协助老年人平卧），戴好橡胶手套，将专用毛巾浸湿拧干 ▲▲ 女性：擦洗顺序为阴阜向下至尿道口、阴道口、肛门，边擦洗边转动毛巾，清洗毛巾分别擦洗两侧腹股沟部位 ▲▲ 男性：擦洗顺序为尿道外口、阴茎、阴囊、腹股沟和肛门。随时清洗毛巾，直至清洁无异味。 撤去橡胶单和浴巾，协助老年人更换清洁衣裤 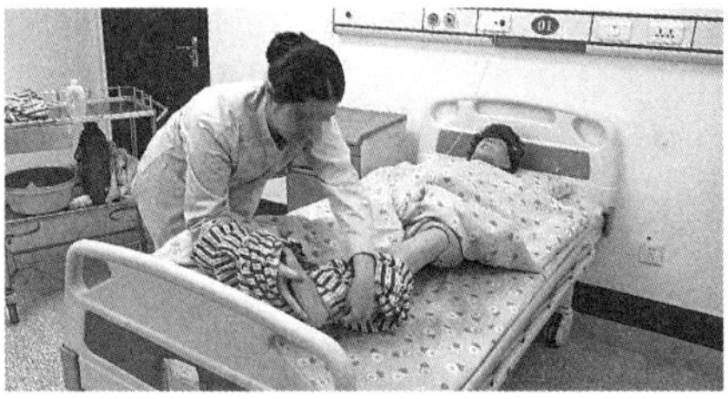 （协助老年人更换衣裤）	
	（3）整理记录： ▲ 协助老年人取舒适卧位，为老年人盖好盖被，开窗通风 ▲ 将用物放回原处，刷洗水盆，擦干地面水渍，清洗浴巾、毛巾及老年人换下的衣裤 ▲ 洗手，记录	
评价	（1）质量标准：为老年人床上擦浴符合操作要求，无安全风险	
	（2）熟练程度：程序正确，操作规范，动作熟练，注意安全	
	（3）人文关怀：关心老年人，老年人感到满意；沟通有效，充分体现人文关怀	

任务工单 5-3　协助身体清洁

项目名称	任务清单内容	
任务描述	张奶奶，75 岁，5 年前被诊断为老年痴呆，生活不能自理；具有认知障碍，常常忘记事情和人，病情进行性加重。今日查房，照料人员发现张奶奶的裤子上有尿渍，散发异味。照料人员要采取相关措施协助张奶奶进行身体清洁	
任务目标	能正确评估张奶奶的皮肤状况，并为张奶奶进行皮肤清洁，增加舒适度，预防感染	
任务分析		
任务实施	评估	
	实施	
	注意事项	
任务总结		
实施人员		
任务评价		

（刘玲）

任务 5.4　协助仪容仪表修饰

1）仪容仪表的概念

仪容是指人的外观、外貌，仪表即人的外表。仪容仪表包括人的容貌、服饰和姿态等，是一个人精神面貌的外观体现。

2）帮助老年人修饰仪容仪表的重要性及要求

老年人由于智力、记忆力、思维能力的减退，会出现无法自行完成仪容仪表整理的情况，进而出现自卑、焦虑、抑郁等情绪，严重影响其心理健康和社交能力。因此，为了保证老年人良好的精神状态、身心愉悦，对照料人员来说，仪容仪表的修饰成为一项非常重要的照护内容。修饰仪容仪表的基本原则是美观、整洁、卫生、得体。

3）帮助老年人修饰仪容仪表的观察要点

保持老年人面部清洁，老年男性每日剃须；头发清洁整齐；指（趾）甲修剪整齐，长短适宜；口腔清洁，身体清洁无异味；穿着得体，衣裤整洁；保持良好的心态，面部常带笑容等。

【操作步骤】

表 5-10　协助仪容仪表修饰的操作步骤及要点说明

操作步骤		要点说明
评估	（1）老年人：评估老年人的个人卫生状况、健康状况、生活习惯、文化素养以及既往仪容仪表修饰、着装习惯等	❖ 老年人需要了解操作过程及注意事项，取得其同意和配合
	（2）环境：室内整洁、安静、舒适，温、湿度适宜	❖ 无异味
	（3）照料人员：着装整洁，修剪指甲，洗手	❖ 七步洗手法
	（4）用物：用物备齐，摆放有序 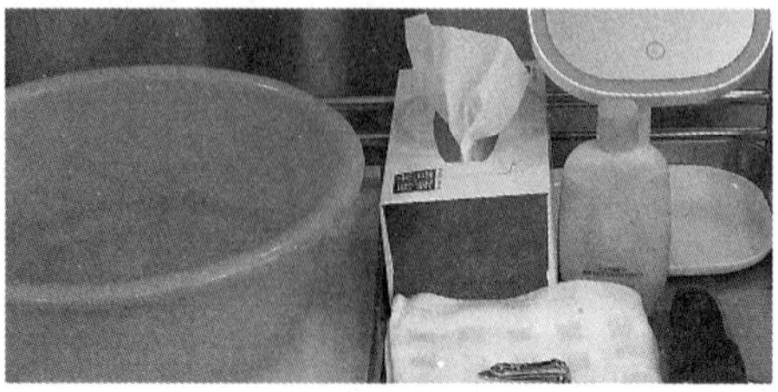 （用物）	❖ 剃须刀、毛巾 2 条、脸盆（盛温水）、润肤油、指甲刀、纸巾、镜子、梳子、适宜服装（自备）

续表

	操作步骤	要点说明
实施	(1) 核对沟通：携用物至床边，核对床号、姓名，向老年人解释即将操作的目的、需要配合的动作及注意事项等，以取得老年人的同意、配合	❖ 询问老年人仪容仪表修饰、着装的习惯及要求 ❖ 温、湿度是否合适及有无需要帮助的地方 ❖ 根据老年人情况取坐位或卧位
	(2) 修剪指（趾）甲： ▲ 在老年人手（或足）下铺垫纸巾 ▲ 左手握住老年人一只手的手指（或足的脚趾），右手持指甲刀（弧形）修剪指甲达适宜长度 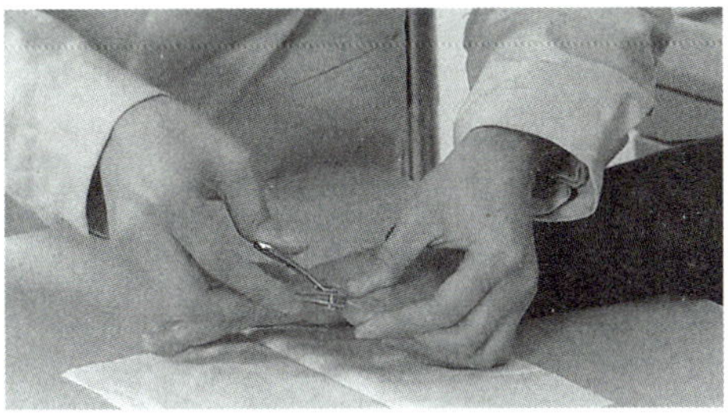 （为老年人修剪指甲）	❖ 逐一修剪 ❖ 挫平边缘：用指甲锉逐一挫平指甲边缘
	(3) 剃须： ▲ 在老年男性晨起清洁面部后进行剃须 ▲ 一只手绷紧皮肤，另一只手持剃须刀从左往右、从上至下按顺序剃须 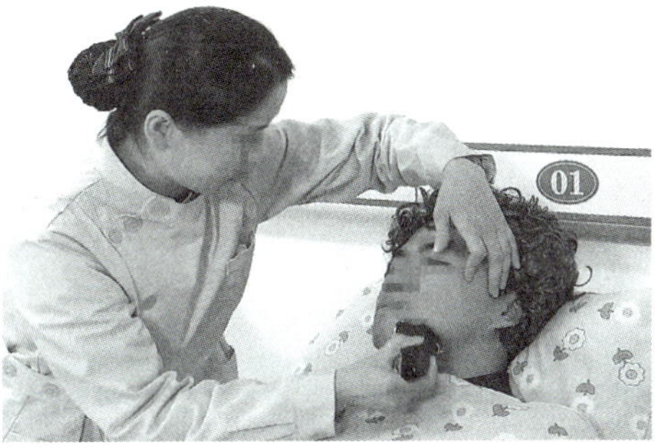 （为老年人剃须） ▲ 剃须完毕，用毛巾擦拭剃须部位，涂搽润肤油 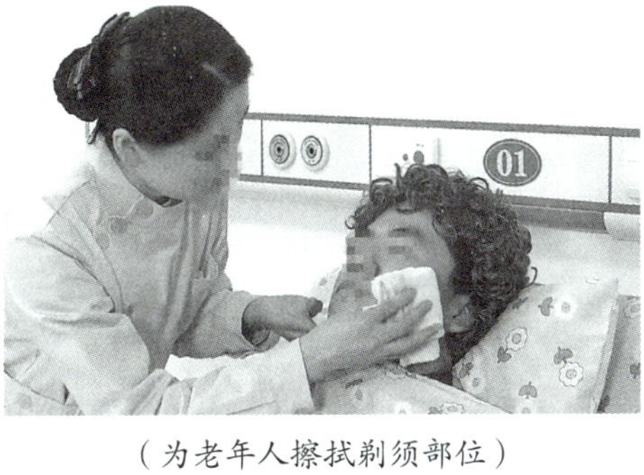 （为老年人擦拭剃须部位）	❖ 胡须较坚硬时，可用温热毛巾热敷 5 ～ 10 分钟 ❖ 剃须时，要绷紧皮肤，以免刮伤皮肤 ❖ 检查是否刮净，有无遗漏部位

续表

<table>
<tr><th colspan="2">操作步骤</th><th>要点说明</th></tr>
<tr><td rowspan="5">实施</td><td>（4）仪容仪表整理：
▲ 检查仪容是否干净，整理仪容，梳理头发
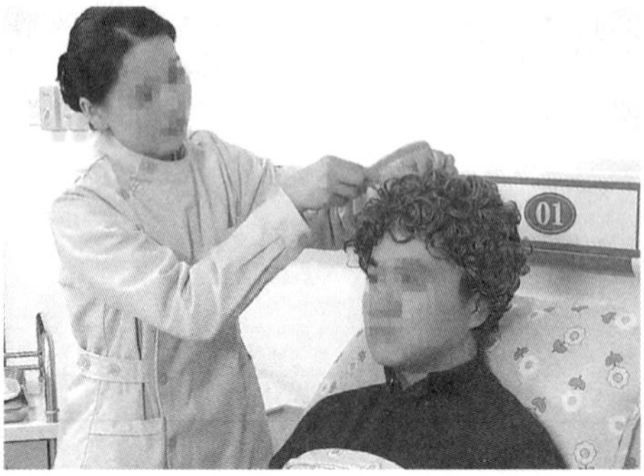
（检查仪容）
▲ 检查仪表是否整洁，整理仪表
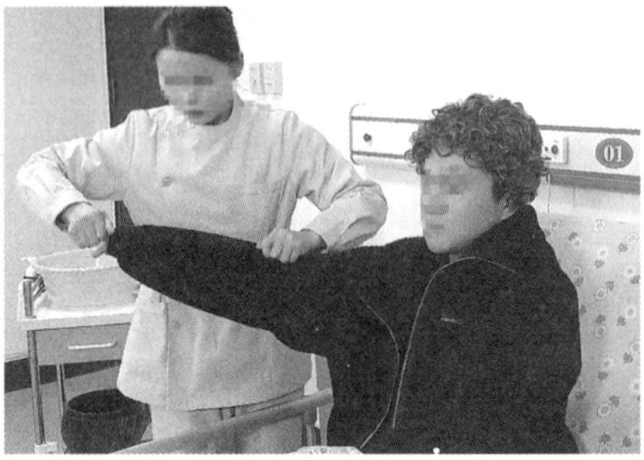
（检查仪表）</td><td>❖ 可用毛巾擦去眼角、口角及鼻孔的分泌物
❖ 根据时间、地点、场合选择适宜着装，掸去服装上的头屑、脱落的头发</td></tr>
<tr><td>（5）照镜检查：协助老年人照镜子，检查是否干净整洁，根据老年人要求进一步修饰
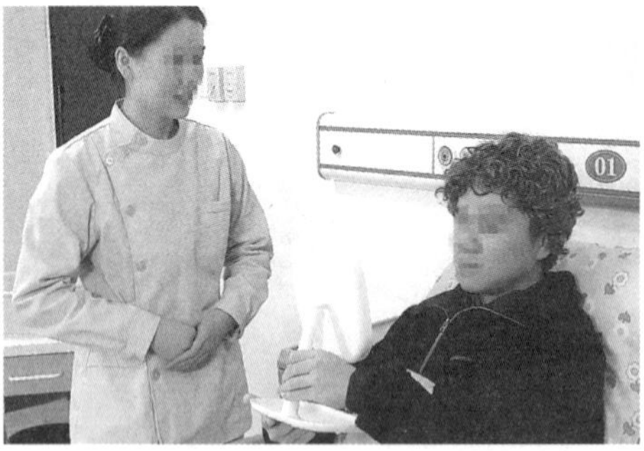
（协助老人照镜检查）</td><td>❖ 满足老年人的精神需求，使其感到满意</td></tr>
<tr><td>（6）询问需求：询问有无其他需求，将呼叫器放于老年人枕边</td><td>❖ 询问老年人有无其他需求，及时满足</td></tr>
<tr><td>（7）道别离开：照料人员与老年人告别，退出房间，轻轻关门</td><td>❖ 照料人员要做到走路轻、操作轻、关门轻、说话轻</td></tr>
<tr><td>（8）整理记录：
▲ 整理用物
▲ 洗手，记录</td><td>❖ 用物放回原处，清洗毛巾，晾干备用
❖ 全面准确地记录照护的内容</td></tr>
</table>

续表

操作步骤		要点说明
评价	（1）质量标准：为老年人修饰仪容仪表达到基本要求，老年人呈现干净整洁状态	
	（2）熟练程度：程序正确，操作规范，动作熟练，注意安全	
	（3）人文关怀：关心老年人，老年人感到满意；沟通有效，充分体现人文关怀	

任务工单 5-4　协助仪容仪表修饰

操作视频
协助仪容仪表修饰

项目名称	任务清单内容	
任务描述	吴爷爷，75 岁，失智老人，有认知障碍、体感障碍等表现，不能根据天气变化增减衣物，也不会自己修剪胡须、指甲等。今日查房，照料人员发现吴爷爷衣衫不整，胡子邋遢。照料人员需要根据吴爷爷的生活习惯，采取相应措施修饰其仪容仪表	
任务目标	能正确评估吴爷爷的仪容仪表修饰习惯，并为吴爷爷整理修饰仪容仪表，使吴爷爷仪容仪表美观、整洁、卫生、得体	
任务分析		
任务实施	评估	
	实施	
	注意事项	

续表

项目名称	任务清单内容
任务总结	
实施人员	
任务评价	

（鞠珊）

任务5.5　更换床上用品

床单位是老年人生活休息的必备生活单元，为老年人整理床单位及更换床上用品，营造清洁、舒适的居室环境是照料人员的职责之一。作为照料人员，应熟悉老年人的居室卫生要求，掌握更换被服要求，能为老年人整理、更换床单位。

1）清扫、整理床单位

（1）清扫、整理床单位的重要性

清洁舒适的床单位能让老年人生活和休息更加舒心，也能维护好居室环境的整洁，减少老年人疾病的发生。对长期卧床的老年人来说，清洁舒适的床单位还可以减少并发症的发生。

（2）清扫、整理床单位的要求

老年人每日晨起、午睡后，照料人员要对老年人的床单位进行清扫、整理。床铺表面要求做到：平整、干燥、无渣屑。扫床时，床刷要套上床刷套（床刷套需浸泡过500 mg/L浓度的含氯消毒液，以挤不出水为宜）进行清扫。一床一套，不可混用。

对于卧床的老年人，照料人员还应注意在三餐后、晚睡前进行床单位的清扫、整理，避免食物残渣掉落在床上，造成老年人卧位不适以及引发压疮。

2）更换被服

（1）更换被服的重要性

定期为老年人更换被服，可以使床单位保持干净、平整、无褶皱，使老年人躺卧舒适，居室整洁美观。同时在更换床单位的过程中可以观察卧床老年人的病情，协助其变换卧位，使其感到舒适，有效预防压疮等并发症的发生。

（2）更换被服的要求

①一般情况下应每周为老年人更换被服（包括被罩、床单、枕套等）。

②当被服被排泄物、呕吐物、汗液等污染、打湿时，应立即更换。

③被服应经常拿到室外晾晒。

【操作步骤】

表 5-11 为老年人整理床单位的操作步骤及要点说明

操作步骤		要点说明
评估	（1）老年人：评估老年人的意识状态及自理能力	❖ 老年人需要了解操作过程及注意事项，取得其同意和配合
	（2）环境：室内整洁、安静，通风良好	❖ 无异味
	（3）照料人员：着装整洁，洗净双手，戴口罩	❖ 七步洗手法，扫床时需戴口罩
	（4）用物：用物备齐，摆放有序	❖ 扫床车 1 辆、床刷 1 把、一次性床刷套
实施	（1）核对沟通：携用物至床边，向老年人解释即将操作的目的以取得老年人的同意和配合	
	（2）折叠被：将叠好的棉被和枕头一同置于床旁椅上	❖ 将棉被折叠成方块状 ❖ 枕头放于棉被上
	（3）整理床单：将床头部床单反折于床褥下压紧，再将床尾部床单抻平反折于床褥下	❖ 先床头后床尾
	（4）准备床刷：将床刷套套在床刷外面	❖ 床刷套每床一个，不可重复使用
	（5）清扫床单：从床头纵向扫至床尾 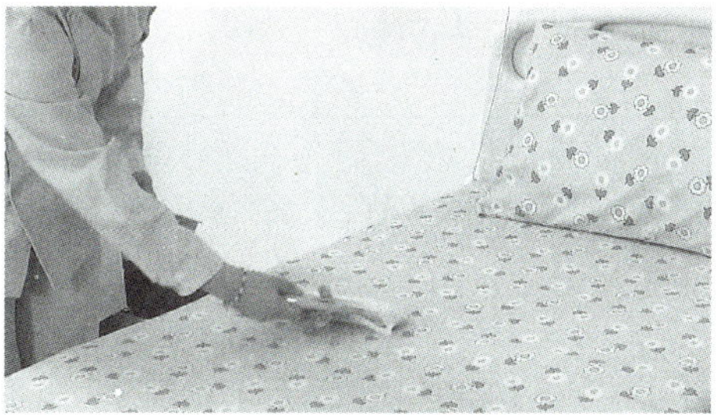 （清扫床单）	❖ 每一刷要重复上一刷的 1/3，避免遗漏
	（6）还原床单位：还原枕头及棉被	❖ 将枕头放于床头，棉被放于床尾
	（7）询问需求，道别离开：询问老年人有无其他需求；照料人员与老年人告别，退出房间，轻轻关门	❖ 询问老年人有无其他需求，及时满足 ❖ 照料人员要做到走路轻、操作轻、关门轻、说话轻
	（8）整理记录： ▲ 整理用物 ▲ 洗手，记录	❖ 撤下床刷套 ❖ 记录照护的内容

续表

操作步骤		要点说明
评价	（1）质量标准：为老年人整理床单位达到基本要求，床单位干净平整	
评价	（2）熟练程度：程序正确，操作规范，动作熟练，注意安全	
评价	（3）人文关怀：关心老年人，老年人感到满意；沟通有效，充分体现人文关怀	

更换床上用品

表 5-12　为老年人更换被服的操作步骤及要点说明

操作步骤		要点说明
评估	（1）老年人：评估老年人的意识状态及自理能力	❖ 让老年人了解操作过程及注意事项，取得其同意和配合
评估	（2）环境：室内整洁、安静，温、湿度适宜	❖ 无异味
评估	（3）照料人员：着装整洁，洗净双手，戴口罩	❖ 七步洗手法，扫床时需戴口罩
评估	（4）用物：用物备齐，摆放有序 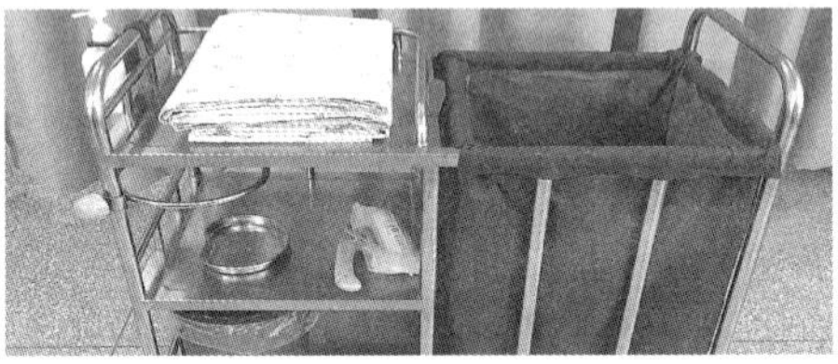 （用物）	❖ 扫床车 1 辆、床刷 1 把、一次性床刷套、清洁床单、被罩、枕套，必要时备清洁衣裤 ❖ 在床尾椅上放置用物（按物品使用顺序，上层放床单，中层放被罩，下层放枕套）
实施	（1）核对沟通：携用物至床边，核对床号、姓名，向老年人解释即将操作的目的，以取得老年人的同意和配合，安置体位	❖ 老年人平卧于床上，盖好被子
实施	（2）关闭门窗：操作前关闭门窗，将室温调节至 24 ~ 26 ℃	❖ 避免老年人受凉
实施	（3）更换床单： ▲ 照料人员站于床右侧，一只手托起老年人头部，另一只手将枕头平移至床左侧，协助老年人翻身侧卧于床左侧（背向照料人员），盖好被子 ▲ 立起对侧床挡 ▲ 从床头至床尾松开近侧床单，将床单向上卷起至老年人身下 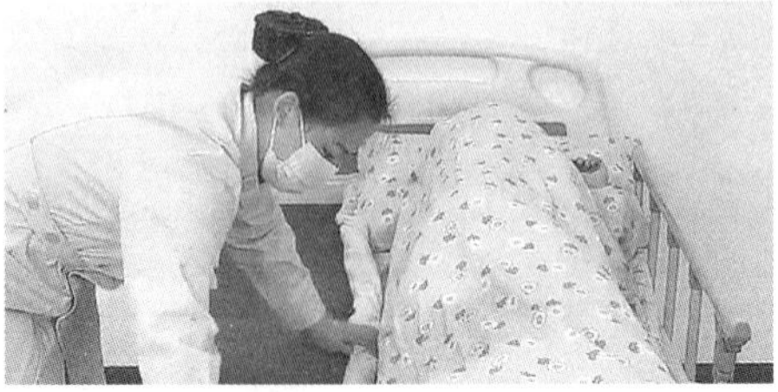 （更换床单）	❖ 协助老年人翻身侧卧时应注意安全，防止坠床 ❖ 必要时使用床挡

续表

	操作步骤	要点说明
实施	(4)清扫床垫：床刷套一次性床刷套，从床中线开始清扫床褥，从床头扫至床尾 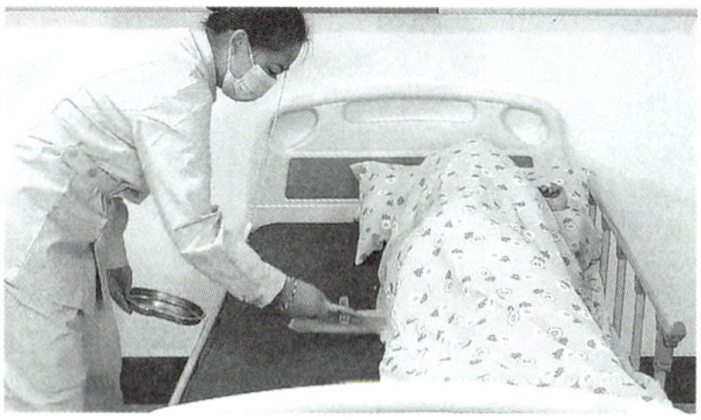 （清扫床垫）	❖ 床刷套每床一个，不可重复使用 ❖ 每一刷要重复上一刷的 1/3，避免遗漏
	(5)铺清洁床单 ▲ 将床单的中线对齐床中线，展开近侧床单平整铺于床褥上，对侧床单向上卷起塞于老年人身下 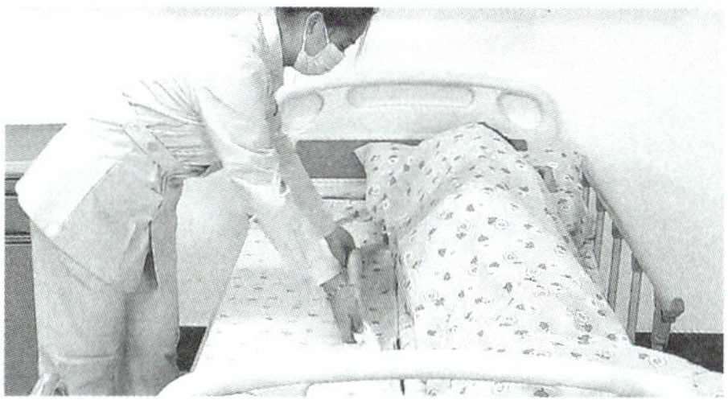 （铺清洁床单） ▲ 分别将近侧床单的床头床尾部分反折于床褥下，绷紧床单，将近侧下垂部分的床单平整塞于床褥下 ▲ 将枕头移至近侧，协助老年人翻转身体侧卧于清洁床单上（面向照料人员），盖好被子，立起近侧床挡 ▲ 照料人员转至床对侧，放下床挡，从床头至床尾松开床单，将污床单从床头、床尾向中间卷起放在污衣袋内，清扫褥垫上的渣屑（方法同上），拆下床刷套 ▲ 拉平老年人身下的清洁床单，平整铺于床褥上（方法同上） ▲ 协助老年人平卧于床中线上，盖好被子	❖ 先铺近侧床单 ❖ 协助老年人翻身侧卧时应注意安全，防止坠床 ❖ 铺对侧床单之前先用床刷清扫对侧床垫

续表

	操作步骤	要点说明
实施	（6）更换被罩： ▲ 照料人员站在床左侧，将棉被展开 ▲ 打开被尾开口，一只手揪住被罩边缘，另一只手伸入被罩中将两侧棉胎向中间对折 ▲ 一只手抓住被罩被头部分，一只手抓住棉胎被头部分，将棉胎呈“S”形从被罩中撤出，折叠置于床尾，被罩仍覆盖在老年人身上 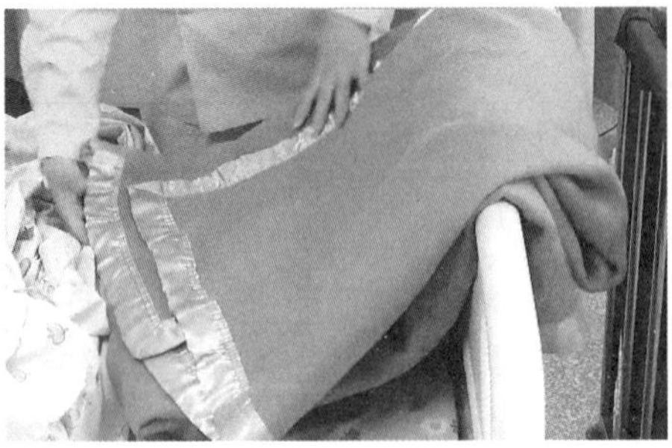 （更换被罩） ▲ 取清洁被罩平铺于脏污被罩上，被罩中线对准床中线。被头置于老年人颈肩部 ▲ 打开清洁被罩被尾开口端，将棉胎装于清洁被罩内，并将棉胎向两侧展开 ▲ 将脏污被罩从床头向床尾方向翻卷折出，放于污衣袋内 ▲ 棉被两侧分别向内折叠，被尾塞于床垫下	❖ 更换被罩时，避免遮住老年人口鼻 ❖ 棉胎装入被罩内，被头部分应充满，不可有虚沿 ❖ 操作动作轻稳，不要过多暴露老年人身体并注意保暖
	（7）更换枕套： ▲ 照料人员一只手托起老年人头部，另一只手拆出枕头 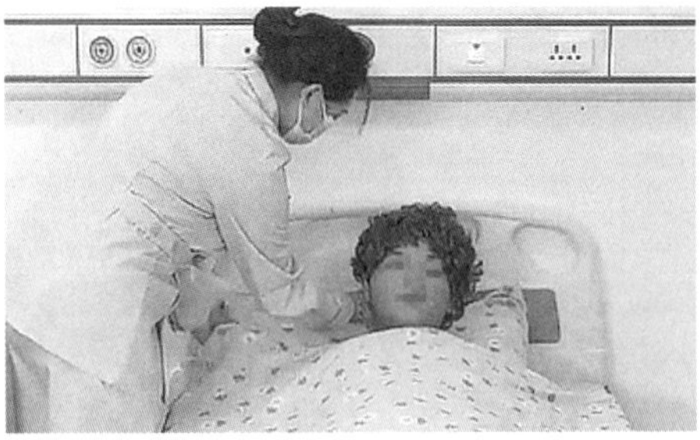 （拆出枕头） ▲ 将枕芯从枕套中拆出，污枕套放入污衣袋内 ▲ 在床尾部，取清洁枕套反转内面朝外，双手伸进枕套内撑开抓住两内角 ▲ 抓住枕芯两角，反转枕套套好	❖ 套好的枕套应四角充实 ❖ 枕套开口应背门 ❖ 必要时为老年人更换衣裤

续表

	操作步骤	要点说明
实施	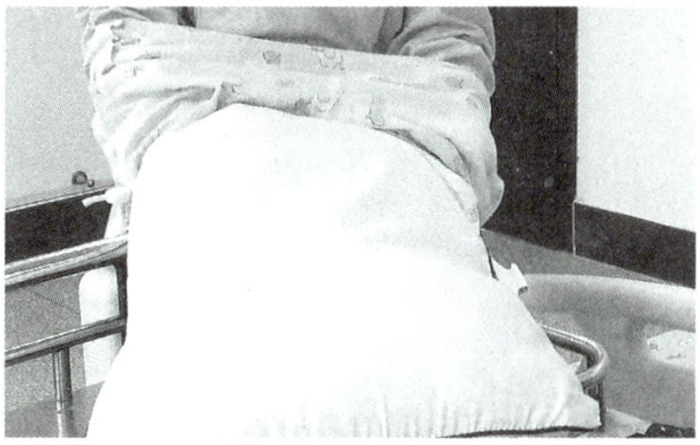 （更换枕套） ▲ 将枕头从老年人胸前放至左侧头部旁边，照料人员右手托起老年人头部，左手将枕头拉至老年人头下适宜位置	
	（8）开窗通风：打开门窗，室内通风	❖ 通风换气，减少异味
	（9）询问需求：询问老年人有无其他需求，将呼叫器放于老年人枕边	❖ 询问老年人有无其他需求，及时满足
	（10）道别离开：照料人员与老年人告别，退出房间，轻轻关门	❖ 照料人员要做到走路轻、操作轻、关门轻、说话轻
	（11）整理记录： ▲ 整理用物 ▲ 洗手，记录	❖ 脏污床单、被罩、枕套清洗晾干备用 ❖ 记录照护的内容，老年人在此过程中的反应及病情观察内容
评价	（1）质量标准：为老年人更换床单位达到基本要求，床单位干净整洁，平整扎实	
	（2）熟练程度：程序正确，操作规范，动作熟练，注意安全	
	（3）人文关怀：关心老年人，老年人感到满意；沟通有效，充分体现人文关怀	

任务工单 5-5　更换床上用品

项目名称	任务清单内容
任务描述	李爷爷，85 岁，高血压病史 20 余年。6 年前因脑出血导致失语及右侧肢体瘫痪，无自主运动功能，另一侧肢体可稍作活动，有部分自理能力。今日午餐毕，李爷爷不慎将剩余汤饭泼洒到床上，照料人员及时发现，确认李爷爷无烫伤后，为保持干净整洁的环境，需立即为其更换床上用品
任务目标	能正确评估李爷爷的身体状况和自理能力，为李爷爷整理更换床单位，创造清洁、舒适的居室环境，改善李爷爷的休息生活，避免并发症的发生

续表

项目名称	任务清单内容	
任务分析		
任务实施	评估	
	实施	
	注意事项	
任务总结		
实施人员		
任务评价		

（鞠珊）

任务 5.6　预防压疮

压疮是长期卧床老年人或躯体移动障碍老年人皮肤最易出现的问题，一旦发生压疮，不仅给老年人带来极大痛苦、加重病情及延长疾病康复的时间，严重时还会继发感染进而危及生命。因此，照料人员需要了解老年人发生压疮的观察要点和方法等，并掌握为卧床老年人翻身预防压疮的服务技能。

1）压疮的相关知识

（1）压疮的定义

压疮是指身体局部组织长时间受压，组织血液循环障碍，发生持续缺血、缺氧、营养不良，皮肤失去正常功能，而导致软组织溃烂坏死。

（2）压疮的分期

压疮分为瘀血红润期、炎性浸润期、浅度溃疡期、坏死溃疡期，各期特点见表 5-13。

表 5-13　压疮的分期和特点

分期	特点
瘀血红润期	皮肤出现红肿热痛或麻木，解除压力 30 分钟后，骨隆突处的皮肤完整伴有压之不褪色的局限性红斑。深色皮肤可能无明显的苍白改变，但其颜色可能与周围组织不同
炎性浸润期	表皮、真皮损伤，常有水疱形成，且极易破溃。水疱破溃后表皮脱落显露潮湿、红润的创面，老年人有疼痛感
浅度溃疡期	全层皮肤破坏，深及皮下及深层组织。表皮水疱逐渐扩大、破溃，真皮层创面有黄色渗出液，感染后表面有脓液覆盖，致使浅层组织坏死，形成溃疡，疼痛感加重
坏死溃疡期	坏死组织侵入真皮下层和肌肉层，感染向周边及深部扩展，可深达骨面。坏死组织发黑，脓性分泌物增多，有臭味。严重者细菌入血可引起脓毒败血症，造成全身感染

2）预防压疮的观察要点

老年人预防压疮的观察要点主要包括：

①根据老年人不同的卧位，重点查看骨隆突处和受压部位皮肤情况，如有无潮湿、压红及压红消退时间、水疱、破溃、感染等。

②了解老年人的皮肤营养状况，如皮肤弹性、颜色、温度、感觉等。

③了解老年人躯体活动能力，如有无意识状态、有无肢体活动障碍等。

④了解老年人全身状态，如有无发热、消瘦或者肥胖、昏迷或者躁动、体弱、大小便失禁、水肿等。

上述因素是老年人发生压疮的高危因素。

3）预防压疮发生的方法

（1）评估老年人的状态

评估内容包括营养状态、局部皮肤状态等，了解压疮的危险因素。

（2）减少老年人局部受压

①活动能力受限或卧床的老年人，应定时被动变换体位。

②翻身间隔时间应根据老年人病情及受压处的皮肤情况决定，一般间隔 2 小时翻身一次，必要时，间隔 30 分钟至 1 小时翻身一次。受压皮肤在解除压力 30 分钟后，压红不消退者，需缩短翻身时间。

③长期卧床的老年人可以使用交替式充气床垫，使身体受压部位交替着力。也可使用楔形海绵垫垫于老年人腰背部，使老年人身体偏向一侧，与床铺成 30°。

④坐轮椅的老年人，轮椅座位上需增加 4 ～ 5 cm 厚的海绵垫，并且每 15 分钟抬起身体一次，变换坐位身体着力点。

⑤关节骨隆突部位的压疮预防：可在骨隆突处加垫软枕，也可使用透明贴膜或者减压贴膜保护局部减压。

（3）皮肤保护

①清洁皮肤：用温水清洗皮肤，保持皮肤清洁、无汗液，大小便后及时清洗局部。清洗时不要使用刺激性大的碱性肥皂，可用清水或弱酸性的沐浴露，最好采用冲洗的方法，不要用力揉搓。

②加强护肤：清洗皮肤后可涂搽润肤乳液预防干燥。清洁后的皮肤不要使用粉剂，避免汗液堵塞毛孔。对于大小便失禁的老年人，清洗肛周后涂油剂保护。

（4）加强老年人营养

摄取高热量、高蛋白、高纤维素、高矿物质食物，必要时，少食多餐。

（5）勤换内衣及被服

卧床老年人应选择穿着棉质、柔软、宽松的内衣，吸汗且不刺激皮肤。内衣及被服需每周更换，一旦潮湿应立即更换，并保持床铺清洁、干燥、平整。

【操作步骤】

预防压疮

表 5-14 预防压疮的操作步骤及要点说明

操作步骤		要点说明
评估	（1）老年人：评估老年人的营养状态、局部皮肤状态、躯体活动能力、全身状态，如有无水肿、大小便失禁等	❖ 让老年人了解操作过程及注意事项，取得其同意和配合
	（2）环境：关闭门窗，拉上窗帘，冬季调节室温至 24 ～ 26 ℃，光线充足	❖ 关闭门窗，拉好窗帘，打开灯具，保持光线充足
	（3）照料人员：着装整洁，修剪指甲、清洗并温暖双手	❖ 七步洗手法
	（4）用物：用物备齐，摆放有序	❖ 软枕数个、脸盆（盛温水）、毛巾、翻身记录单、笔，必要时备浴巾等
实施	（1）核对沟通：携用物至床边，核对床号、姓名，对于能够有效沟通的老年人，照料人员再次向老年人解释该操作的目的，翻身时需要配合的动作以及注意事项等，取得老年人的配合	❖ 卧床老年人，一般情况下 2 小时翻身一次，必要时，30 分钟至 1 小时翻身一次

续表

	操作步骤	要点说明
实施	（2）协助卧床老年人翻身： ▲ 掀开被角，将老年人近侧手臂放于枕边，远侧手臂放于胸前 ▲ 在盖被内将远侧下肢搭在近侧下肢上 ▲ 照料人员双手分别扶住老年人的肩和髋部向近侧翻转，使老年人呈侧卧位 ▲ 双手环抱住老年人的臀部移至床中线位置，老年人面部朝向照料人员 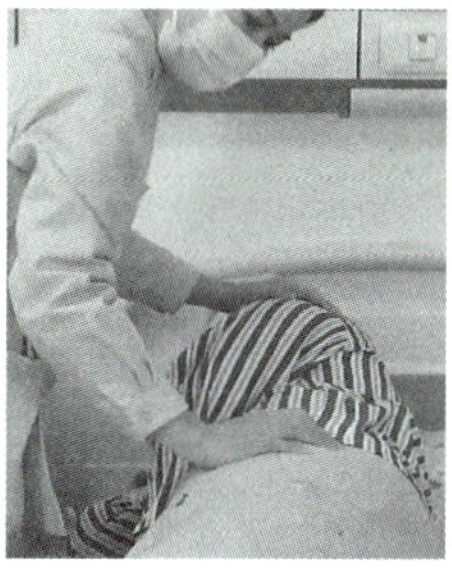 （协助翻身）	❖ 翻身时动作应轻、缓，以免引起老年人不适 ❖ 应将老年人抬起，避免拖、拉、推等动作，以免挫伤皮肤
	（3）放置软枕：在老年人胸前放置软枕，上侧手臂搭于软枕上；小腿中部垫软枕 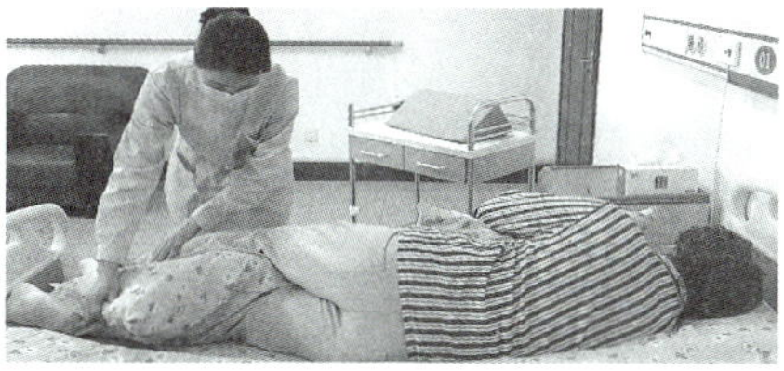 （放置软枕）	❖ 保持体位稳定舒适
	（4）检查皮肤：掀开老年人衣被，检查背部、臀部皮肤是否完好	❖ 重点观察骨隆突处的皮肤情况
	（5）擦背整理上衣： ▲ 用温热毛巾擦净背部、臀部汗渍，拉平上衣 ▲ 用软枕支撑背部，盖好被子 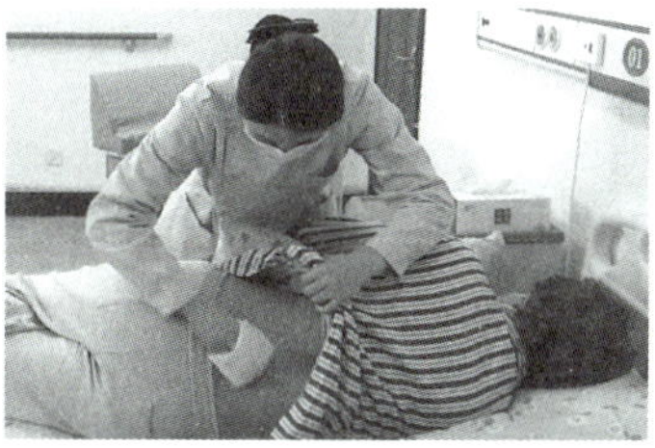 （擦净背部）	❖ 必要时可铺浴巾予局部保暖并预防打湿床单及衣被 ❖ 根据老年人的身体情况，协助其摆放舒适的体位
	（6）整理记录： ▲ 整理用物；被褥平整、干燥、无皱褶，必要时加装床挡 ▲ 洗手，记录 ▲ 发现异常及时报告	❖ 记录应准确全面，包括翻身时间、体位、皮肤情况（潮湿、压红及压红消退时间、水疱、破溃、感染等）

续表

操作步骤		要点说明
评价	(1)质量标准：为老年人顺利进行翻身操作，无安全风险	
	(2)熟练程度：程序正确，操作规范，动作熟练，注意安全	
	(3)人文关怀：关心老年人，老年人感到满意；沟通有效，充分体现人文关怀	

任务工单 5-6 压疮预防

项目名称	任务清单内容	
任务描述	张爷爷，80 岁，3 年前入住养老机构。张爷爷平日可使用手杖独立行走，3 日前张爷爷在护理区走廊行走时不慎摔倒，后经医院诊断为骶尾部软组织挫伤。医嘱要求张爷爷在养老院保守治疗，近期需卧床休养，保证营养摄入，按规定时间进行复查。照料人员应注意张爷爷床单位及个人卫生，协助其定时翻身，避免压疮的发生	
任务目标	维持张爷爷卧床期间床单位及个人卫生清洁，且能安全为张爷爷定时翻身，使张爷爷在卧床期间皮肤完好，避免出现压疮	
任务分析		
任务实施	评估	
	实施	
	注意事项	

续表

项目名称	任务清单内容
任务总结	
实施人员	
任务评价	

（马俊艳）

项目 6　转运照料

项目导入

老年人由于各器官功能逐渐减退，加上疾病的影响，日常活动及行走等受到一定的限制，需要借助轮椅、平车、手杖等器具进行转运活动。本章主要介绍轮椅、平车和辅助器的使用，防止老年人发生跌倒等意外情况，满足老年人生活需求。

本项目共包括 3 个学习任务：轮椅转运照料；平车转运照料；辅助器转运照料。

学习目标

1. 培养较强的安全意识，能主动关心老年人并具有细心、爱心和责任心。

2. 熟悉轮椅、平车、辅助器的种类、使用方法及注意事项。

3. 能正确使用轮椅及平车转运老年人；能指导、协助老年人使用辅助器行走。

任务 6.1　轮椅转运照料

轮椅是肢体伤残和行动不便老年人的重要移动工具，老年人能够借助轮椅扩大活动范围，参与社会活动，提高生活质量。

1）轮椅的结构

轮椅（图 6-1）一般由轮椅架、车轮、制动装置、坐垫、靠背、扶手及脚踏板等部分组成。根据轮椅的类型不同，可有不同的附件装置，以满足不同人群的需要。

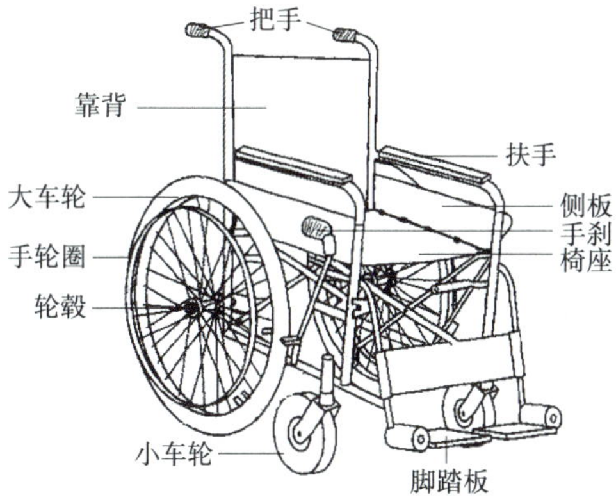

图 6-1　轮椅的结构

2）轮椅的种类

轮椅有多种，按驱动方式可分为手动轮椅和电动轮椅；按构造可分为折叠式轮椅和固定式轮椅；按用途可分为普通轮椅和特殊轮椅（可躺式轮椅、助站轮椅、坐厕轮椅、运动轮椅等）。

（1）手动轮椅

由乘坐者或其他人推动的轮椅称为手动轮椅（图 6-2）。手推轮椅结构简单，质量较轻，价格相对较低，主要作为照护用椅。

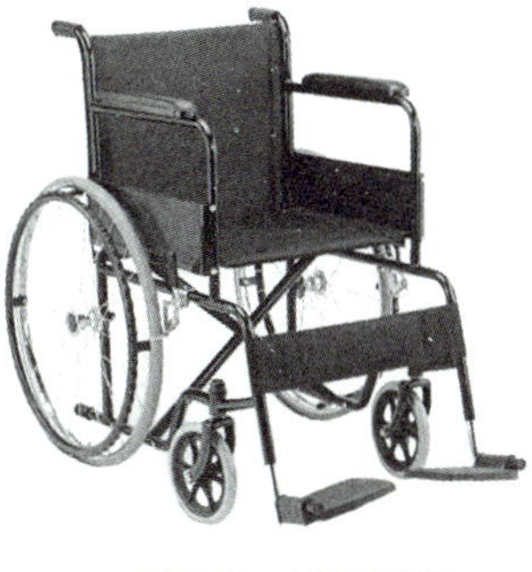

图 6-2　手动轮椅

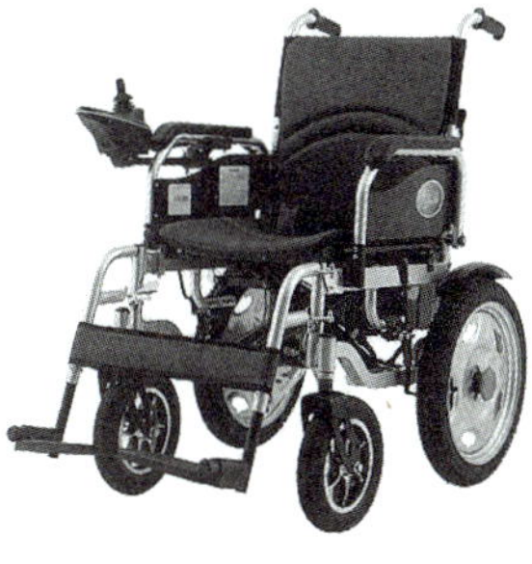

图 6-3　电动轮椅

（2）电动轮椅

电动轮椅（图 6-3）利用其高性能动力驱动装置和智能操纵装置满足不同功能障碍老年人的需求，操作方便、简单。例如，对于手或前臂功能有部分残存者，可选用手或前臂进行操作的电动轮椅；而手和前臂功能完全丧失的老年人，可选用下颌进行操纵的电动轮椅。

（3）折叠式轮椅

折叠式轮椅（图 6-4）是目前应用最为广泛的轮椅。折叠式轮椅的车架等可进行折叠，便于携带和运输，且轮椅的扶手或脚踏板均为拆卸式。

（4）固定式轮椅

固定式轮椅（图 6-5）结构较为简单，但占用空间较大，且上下车不方便。

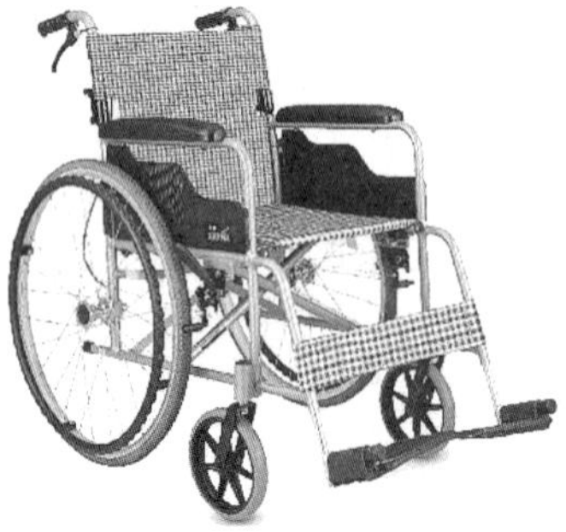

图 6-4　折叠式轮椅

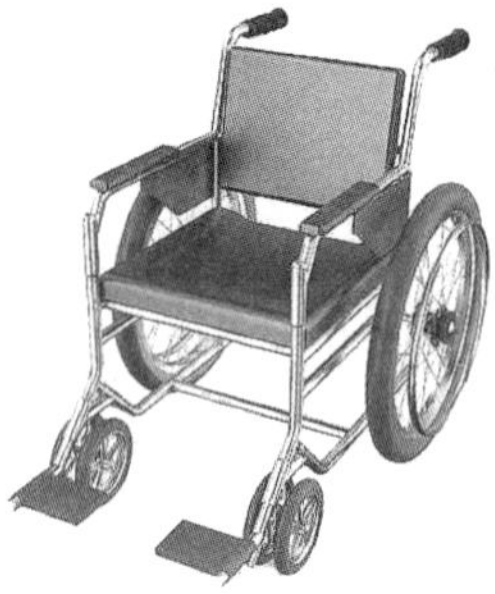

图 6-5　固定式轮椅

（5）可躺式轮椅

可躺式轮椅（图 6-6）适用于高位截瘫者及年老体弱者，靠背可垂直向后倾斜至水平位，脚踏板也可自由变换角度，满足老年人休息需要。

（6）助站轮椅

助站轮椅（图 6-7）是一种站、坐两用轮椅，适用于截瘫或脑瘫患者，可供其进行站立训练，以防止骨质疏松，促进血液循环和加强肌力训练，还可方便坐着取物。

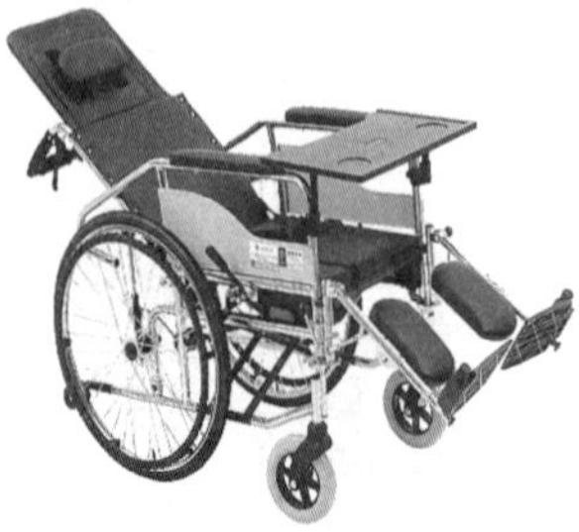

图 6-6　可躺式轮椅

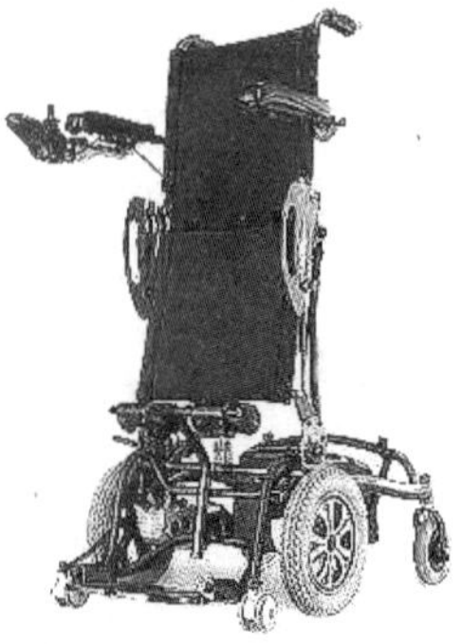

图 6-7　助站轮椅

【操作步骤】

表 6-1　轮椅转运的操作步骤及要点说明

	操作步骤	要点说明
评估	（1）老年人：评估老年人的病情、体重、意识状态、肌力、肢体活动度、皮肤情况及配合能力等	❖ 老年人的身体状况允许，着装合体，鞋子防滑，愿意配合
	（2）环境：整洁宽敞，光线明亮，地面干燥，平坦，温度适宜	❖ 无障碍物
	（3）照料人员：着装整洁，洗净双手，修剪指甲	❖ 七步洗手法
	（4）用物：用物备齐，性能完好	❖ 轮椅、手消毒液、记录单、笔，根据季节准备较厚的衣物或毛毯、别针等
实施	（1）检查轮椅：检查轮椅轮胎气压是否充足，刹车制动是否良好，脚踏板翻动是否灵活，安全带固定是否良好等	❖ 检查轮椅性能是否完好，保证老年人安全
	（2）核对沟通：核对床号、姓名，向老年人解释进行轮椅转运的目的及配合要点，以取得老年人的同意和配合	❖ 询问老年人环境和体位等是否舒适，有无其他需求等
	（3）上轮椅： ▲ 将轮椅推至床边，轮椅与床成 30°～45°，固定刹车，翻起脚踏板 ▲ 扶老年人坐于床沿，用手掌撑在床面，穿好衣服及鞋子 ▲ 嘱老年人手臂扶在照料人员肩上或两手在照料人员颈后交叉相握，照料人员双膝抵住老人双膝，两手臂环抱老人腰部或抓紧背侧裤腰带动老年人站立，然后以自己的身体为轴转动，将老年人移至轮椅上 ▲ 嘱老人扶好轮椅扶手，照料人员绕到轮椅后方，两臂从老人背后腋下伸入，将老人身体向椅背移动，放下脚踏板，系好安全带 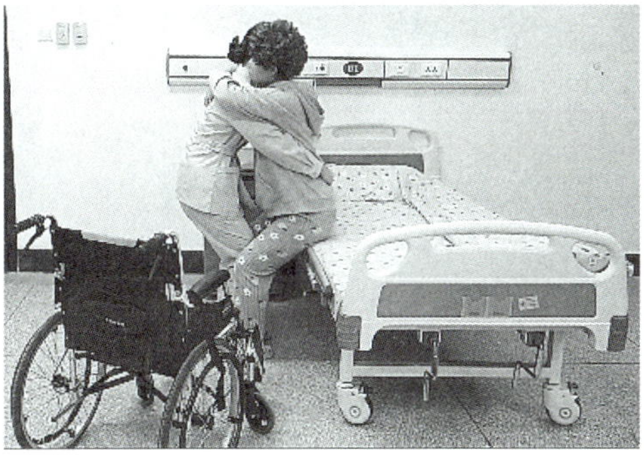 （从床上转移至轮椅）	❖ 缩短距离，方便老年人坐入轮椅 ❖ 防止轮椅滑动 ❖ 方便老年人下床 ❖ 寒冷季节注意保暖 ❖ 如老人有一侧肢体功能障碍，可用健侧手握住患侧手环抱于照料人员颈后 ❖ 使老年人身体坐满轮椅座位，保证安全

轮椅转运照料

续表

	操作步骤	要点说明
实施	（4）轮椅运送：松开刹车，平稳匀速推行 ▲ 上坡时：照料人员身体前倾，手握把手，两臂保持屈曲，用力将老年人向上推 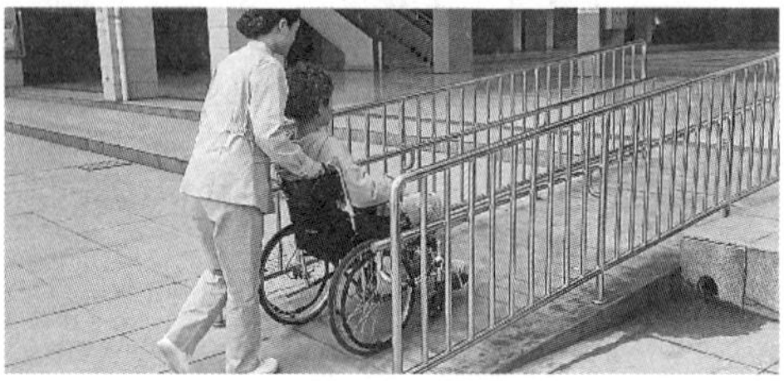 （轮椅上坡）	❖ 注意观察老年人有无不适 ❖ 嘱老年人扶好扶手
	▲ 下坡时：照料人员在前，轮椅在后，照料人员握住把手倒退着慢慢下坡 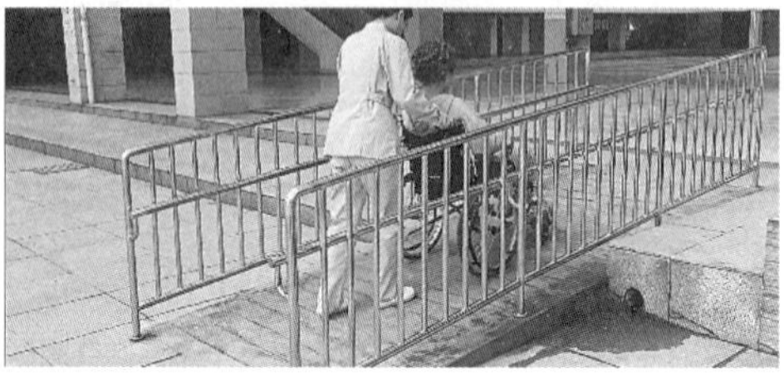 （轮椅下坡）	❖ 嘱老年人身体向后靠，抓紧扶手
	▲ 上台阶：照料人员用脚踩踏轮椅后侧的杠杆，双手向下推把手，以两后轮为支点使两前轮翘起移上台阶，再以两前轮为支点，双手抬车把手带起后轮并顺势略向前推，平稳地移上台阶 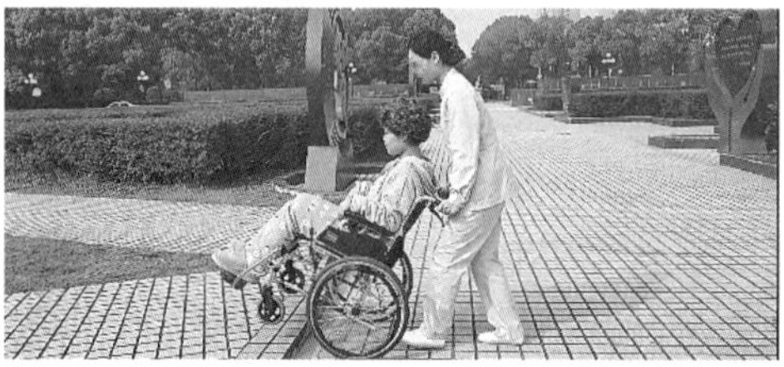 （轮椅上台阶）	❖ 注意保持轮椅的平稳
	▲ 下台阶：照料人员在前，轮椅在后，照料人员提起车把，缓慢将后轮移到台阶下，再以两后轮为支点，稍稍翘起前轮，轻拖轮椅移至台阶下 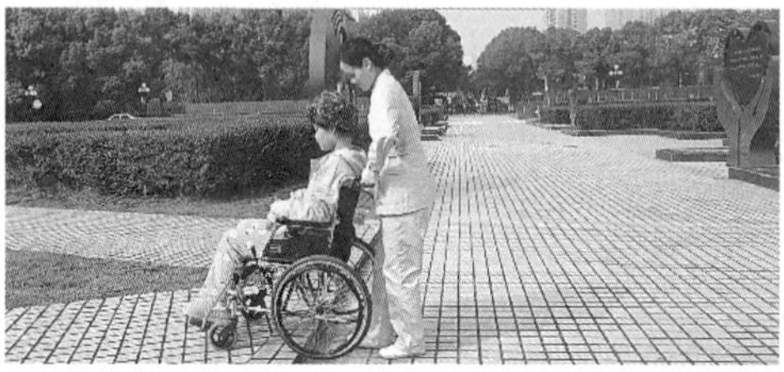 （轮椅下台阶）	❖ 避免因动作过大引起震动

续表

	操作步骤	要点说明
实施	▲ 上电梯：照料人员在前，轮椅在后，拉轮椅倒退进入电梯 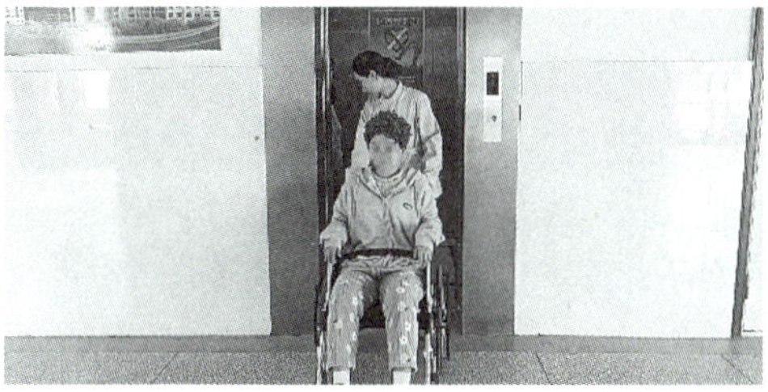 （轮椅进电梯）	❖ 进出电梯应提示并告知老年人，进入电梯后要固定刹车
	▲ 下电梯：轮椅在前，照料人员在后，向前推出电梯 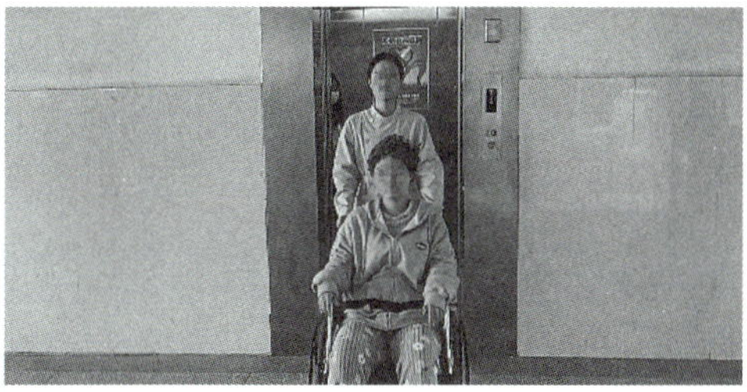 （轮椅出电梯）	❖ 确认电梯停稳后再推行
	（5）下轮椅： ▲ 将轮椅推至床边，轮椅与床成 30°～45°，固定刹车，翻起脚踏板，脚放于地面上 ▲ 嘱老人手臂扶在照料人员肩上或两手在照料人员颈后交叉相握，照料人员双膝抵住老人双膝，两手臂环抱老年人腰部或抓紧背侧裤腰带动老年人站起，以靠近床侧足跟为轴转动，将老年人移至床前，慢慢坐下	 ❖ 缩短距离，方便老年人上床 ❖ 防止老年人摔倒
	（6）安置老人：协助老年人脱去鞋子及外衣，取舒适体位，盖好盖被	❖ 观察老年人情况
	（7）询问需求：将呼叫器放于老年人枕边，询问老年人需求	❖ 询问老年人有无其他需求，及时满足
	（8）整理记录： ▲ 整理用物 ▲ 洗手，记录	❖ 将轮椅推回固定存放处，收起轮椅并制动 ❖ 记录轮椅的使用时间及情况，转运中如有任何异常情况及时处理并准确记录
评价	（1）质量标准：轮椅转运过程中老人无不适反应，能积极配合	
	（2）熟练程度：程序正确，操作规范，合理省力，注意安全	
	（3）人文关怀：及时关注老年人，老年人感到满意；沟通自然、有效，充分体现人文关怀	

任务工单 6-1　轮椅转运照料

<table>
<tr><th>项目名称</th><th colspan="2">任务清单内容</th></tr>
<tr><td>任务描述</td><td colspan="2">王爷爷，83 岁，独居老人。因子女工作繁忙无暇照顾将老人送至养老院，每周会定期到养老院探望老人。5 年前，王爷爷因脑梗死致下肢无力，行动不便，日常生活需要照料人员协助，王爷爷喜欢外出活动，请用轮椅推王爷爷到楼下花园散步</td></tr>
<tr><td>任务目标</td><td colspan="2">能正确评估王爷爷的活动情况，用轮椅推王爷爷外出活动，并在转运中注意保障王爷爷安全</td></tr>
<tr><td>任务分析</td><td colspan="2"></td></tr>
<tr><td rowspan="3">任务实施</td><td>评估</td><td></td></tr>
<tr><td>实施</td><td></td></tr>
<tr><td>注意事项</td><td></td></tr>
<tr><td>任务总结</td><td colspan="2"></td></tr>
<tr><td>实施人员</td><td colspan="2"></td></tr>
<tr><td>任务评价</td><td colspan="2"></td></tr>
</table>

（卢珊）

任务 6.2 平车转运照料

平车是常见的转运工具之一，对于老年人，主要适用于昏迷、手术前后、急救等情形下的治疗、检查或转运等。

1）平车的结构

平车（图 6-8）一般由车架、车轮、担架、制动装置、护栏等部分组成。平车的高低可进行调节，以满足不同的转运需要。

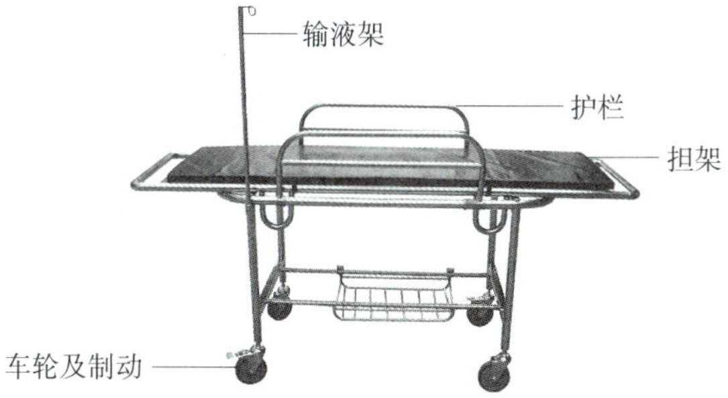

图 6-8 平车的结构

2）平车搬运的方法

①挪动法：适用于病情许可，能在床上配合的老年人。

②一人搬运法：适用于体重较轻，且病情许可的老年人。

③二人搬运法：适用于病情较轻，自己不能活动且体重较重的老年人。

④三人搬运法：适用于病情较轻，自己不能活动且体重更重的老年人。

⑤四人搬运法：适用于病情危重或颈椎、腰椎骨折的老年人。

【操作步骤】

表 6-2 平车转运的操作步骤及操作要点

操作步骤		要点说明
评估	（1）老年人：评估老年人的病情、体重、意识状态，有无管路、躯体活动能力及配合能力等	❖ 根据老年人的基本情况选择合适的搬运方法及转运工具
	（2）环境：宽敞，地面干燥、平坦，温度适宜	❖ 无障碍物
	（3）照料人员：着装整洁，洗净双手，修剪指甲	❖ 七步洗手法

续表

	操作步骤	要点说明
评估	（4）用物：用物备齐，性能完好	❖ 平车，手消毒液，记录单、笔。必要时备毛毯或盖被，骨折老人应有木板，如为颈椎、腰椎骨折或病情较重的老年人，应备有帆布中单或布中单
实施	（1）检查平车：检查平车轮胎气压是否充足，刹车制动是否良好，担架及护栏是否完好等	❖ 检查平车性能是否完好，保证老年人安全
	（2）核对沟通：核对床号、姓名，向老年人解释进行平车转运的目的及配合要点，以取得老年人的同意和配合	❖ 询问老年人有无其他需求等
	（3）搬运老人：妥善安置老年人身上的导管，协助穿好衣服	❖ 避免导管牵拉、脱落、受压及液体反流
	▲ 挪动法	
	▲▲ 移开床旁桌、椅，松开盖被，协助老年人移至床边	❖ 移开桌椅，方便放置平车
	▲▲ 将平车紧靠床边与床平行，大轮端靠近床头	❖ 紧贴床边，便于移动
	▲▲ 调整平车或床的高度，使二者高度保持一致，将车闸制动或用身体抵住平车	❖ 固定平车防止活动，保证安全
	▲▲ 协助老年人按上身、臀部、下肢的顺序向平车挪动，使老年人头部卧于大轮端	❖ 协助老年人离开平车回床时，先移动下肢，再移动臀部和上半身 ❖ 头部卧于大轮端，有利于减少震动
	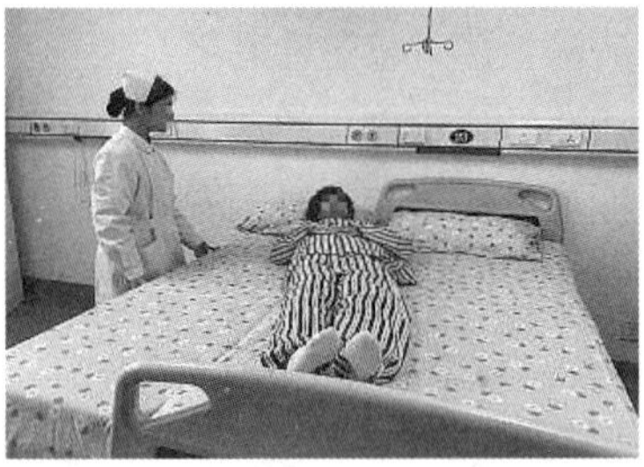 （挪动法上平车）	
	▲ 一人搬运法	
	▲▲ 将床旁桌、椅移开，揭开盖被	❖ 移开床旁椅，便于搬运
	▲▲ 推平车至床尾，使平车大轮端与床尾成钝角，将车闸制动	❖ 缩短搬运距离
	▲▲ 搬运者站于钝角内床边，协助老年人移至床边	❖ 使老年人靠近搬运者

续表

	操作步骤	要点说明
实施	▲▲ 搬运者两脚一前一后，稍屈膝，一只手臂自老年人腋下伸至对侧肩部外侧，另一只手臂由近侧伸至老年人对侧大腿下，嘱老年人双臂环绕于搬运者颈部，抱起老年人移向平车并使老年人平卧于平车中央	❖ 搬运者双脚分开，扩大支撑面；屈髋屈膝，降低重心，保持身体稳定性
	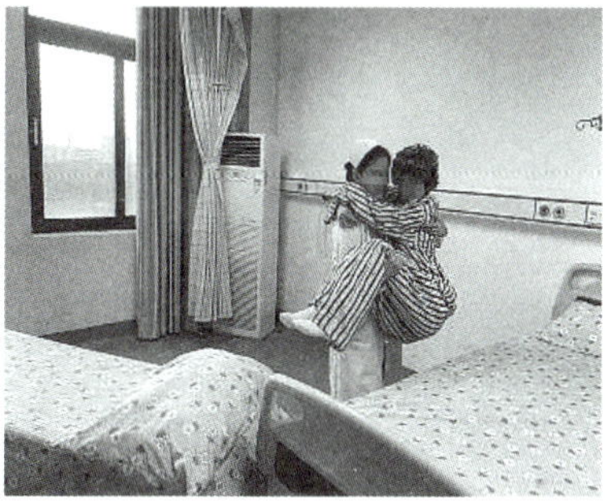 （一人搬运法上平车）	
	▲ 二人搬运法	
	▲▲ 将床旁桌、椅移开，揭开盖被	❖ 移开床旁桌、椅，便于搬运
	▲▲ 推平车至床尾，使平车大轮端与床尾成钝角，将车闸制动	❖ 缩短搬运距离
	▲▲ 搬运者甲、乙两人站于床的同侧，两脚一前一后，稍屈膝，将老年人双手置于胸腹间，协助老年人移至床边	❖ 使老年人靠近搬运者
	▲▲ 搬运者甲一只手托住老年人的头、颈、肩部，另一只手托住老年人腰部；搬运者乙一只手托住老年人臀部，另一只手托住老年人的腘窝处。两人同时托起，使老年人的身体向搬运者倾斜，抱起老年人移向平车并使老年人平卧于平车中央	❖ 搬运者甲应使老年人头部处于较高位置，减轻不适 ❖ 抬起老年人时，使老年人尽量靠近搬运者身体，减少重力线偏移，省力
	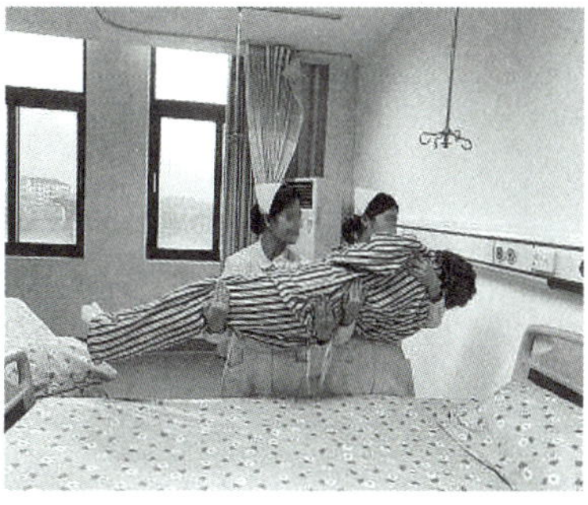 （二人搬运法上平车）	

续表

	操作步骤	要点说明
实施	▲ 三人搬运法 ▲▲ 将床旁桌、椅移开，揭开盖被 ▲▲ 推平车至床尾，使平车大轮端与床尾成钝角，将车闸制动 ▲▲ 搬运者甲、乙、丙三人站于床的同侧，两脚一前一后，稍屈膝，将老年人双手置于胸腹间，协助老年人移至床边 ▲▲ 搬运者甲一只手托住老年人的头、颈、肩部，另一只手置于老年人的背部；搬运者乙两只手分别托住老年人腰部和臀部；搬运者丙两只手分别托住老年人的腘窝和小腿，中间一位搬运者喊口令，三人同时抬起老年人，移向平车，使老年人平卧于平车中央 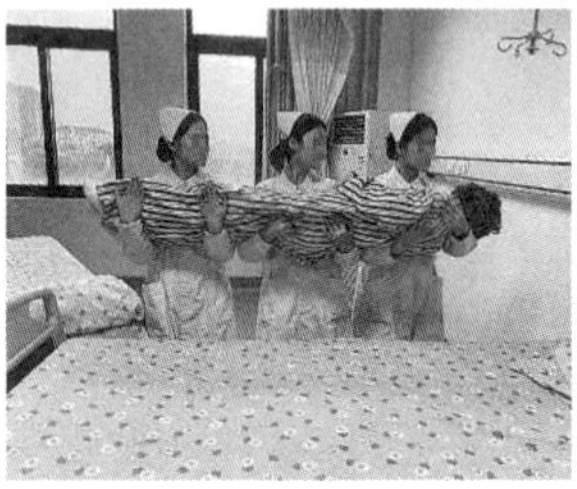 （三人搬运法上平车）	❖ 移开床旁桌、椅，便于搬运 ❖ 缩短搬运距离 ❖ 使老年人靠近搬运者 ❖ 搬运者甲应使老年人头部处于较高位置，减轻不适 ❖ 三人同时抬起老年人，平稳移动以减少意外伤害
	▲ 四人搬运法 ▲▲ 移开床旁桌、椅，揭开盖被，在老年人腰、臀下铺一帆布中单或布中单 ▲▲ 将平车紧靠床边与床平行，大轮端靠近床头，将车闸制动 ▲▲ 搬运者甲站于床头托住老年人头、颈、肩部；搬运者乙站于床尾托住老年人的两腿；搬运者丙、丁分别站于床及平车的两侧，抓住中单四角，由一人喊口令，四人合力同时抬起老年人，轻轻放于平车中央 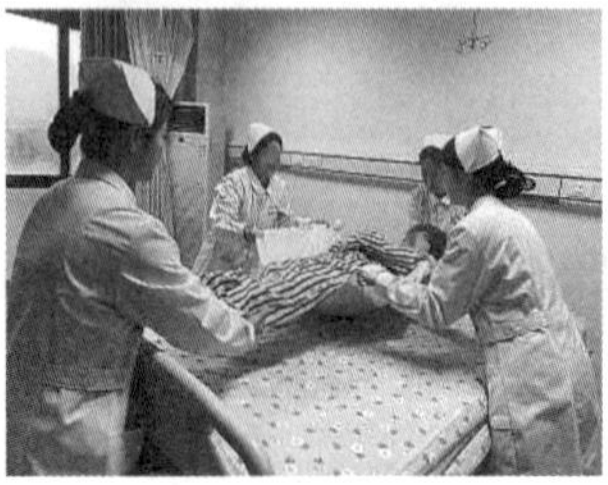 （四人搬运法上平车）	❖ 搬运骨折老年人时，平车上应放木板，以固定骨折部位 ❖ 帆布中单或布中单应能承受老人的体重 ❖ 缩短搬运距离 ❖ 搬运者应协调一致，搬运者甲应随时观察老年人的病情变化

续表

	操作步骤	要点说明
实施	（4）安置老年人：根据病情需要安置老年人卧位，盖好盖被，边缘部分向内折叠	❖ 使老年人体位舒适
	（5）整理床铺：整理床单位，铺暂空床	❖ 保持房间整齐、美观
	（6）运送老年人：松开车闸，推送老年人至目的地	❖ 上下坡时使老年人头部位于高处，以减轻不适 ❖ 推车时，照料人员应站于老年人的头侧，以便观察病情，转运过程中注意观察老年人的面色、呼吸等变化 ❖ 车速适宜，推车进出门时，应先将门打开，不可用车撞门，以免震动老人及损坏设施 ❖ 搬运老年人的过程中，应保证其持续性治疗不受影响 ❖ 寒冷季节，注意保暖
	（7）整理记录： ▲ 整理用物 ▲ 洗手，记录	❖ 将平车推回固定存放处 ❖ 记录平车的使用时间及情况，转运中如有任何异常情况及时处理并准确记录
评价	（1）质量标准：平车转运过程中老人无不适反应，未发生二次伤害	
	（2）熟练程度：程序正确，操作规范，动作轻稳，合理省力，注意安全	
	（3）人文关怀：及时关注老年人，老年人感到满意；沟通自然、有效，充分体现人文关怀	

任务工单 6-2　平车转运照料

项目名称	任务清单内容
任务描述	张奶奶，女，68 岁，体重 65 kg，既往有高血压病史 15 年、糖尿病病史 3 年。今晨上厕所时不慎摔倒，自诉腰部疼痛，难以起身，照料人员联系医生，医生赶到后初步判断腰椎骨折，需送往医院救治，立即拨打了 120 急救电话，120 急救人员到达后，请协助 120 急救人员将张奶奶转运到救护车上
任务目标	能根据张奶奶目前的情况，采用合适的搬运方法协助进行平车转运，并在转运过程中注意保障张奶奶的安全
任务分析	

续表

项目名称	任务清单内容	
任务分析		
任务实施	评估	
	实施	
	注意事项	
任务总结		
实施人员		
任务评价		

（卢珊）

任务 6.3　辅助器转运照料

辅助器是为老年人提供保持身体平衡与身体支持的器材，可以辅助身体残障或行动不便的老年人进行活动，保障老年人的安全，同时也可以提高老年人的自理能力，改善其生活质量。辅助器具主要包括手杖、拐杖和步行器。

手杖使用照料

1）手杖的种类及适用对象

手杖是一种手握式辅助器具，可以帮助行动不便的老年人增加身体的稳定性，减轻下肢的承重压力。手杖应用健侧手臂握住，手杖下端应有防滑橡皮底垫。常见的手杖包括以下几类。

（1）普通手杖

普通手杖（图 6-9）整体呈 F 形或问号形，轻便简单、携带方便，适用于握力好、上肢支撑力强的老年人，如一般行动不便的老年人。

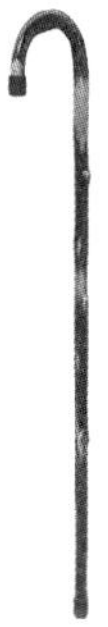

图 6-9　普通手杖

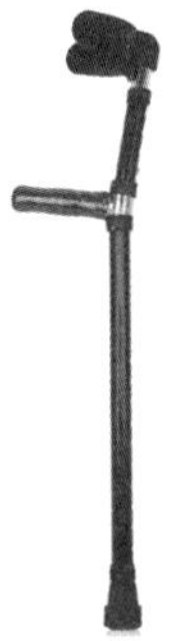

图 6-10　支架式手杖

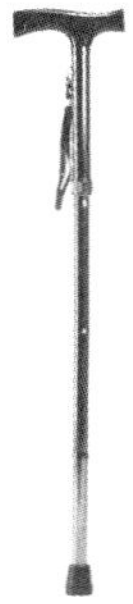

图 6-11　T 字形手杖

（2）支架式手杖

支架式手杖（图 6-10）的上端有支撑手腕的装置，可以固定腕部和前臂，适用于腕部支撑力弱或腕关节强直的老年人。

（3）T 字形手杖

T 字形手杖（图 6-11）上端成 T 字形，加大了手杖与手掌的接触面积，增加了握力，行走时更加稳定。

（4）三脚式手杖

三脚式手杖（图 6-12）底端的 3 个脚呈品字形，使手杖的支撑面增大，增加了手杖的稳定性，适用于平衡能力欠佳、使用单足手杖不安全的老年人。

（5）四脚式手杖

四脚式手杖（图 6-13）下端有 4 个支点，进一步增强了手杖的稳定性，适用于稳定性和平衡能力较差的老年人。但这种手杖携带不便，在不平坦的道路上难以使用。

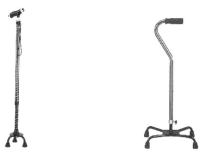

图 6-12　三脚式手杖

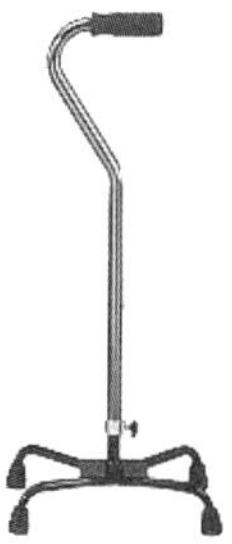

图 6-13　四脚式手杖

拐杖使用照料

2）拐杖的种类及适用对象

拐杖是一种依靠前臂或肘关节扶持帮助行走的工具，主要适用于下肢肌张力较弱，关节变形或下肢骨折不能支撑体重的老年人。拐杖的高度一般应根据使用者的身高进行调节。常见的拐杖有以下种类。

（1）腋杖

腋杖（图 6-14）是利用腋下部位和手共同支撑的助行器具，可单侧手或双侧手同时使用，适用于截瘫或外伤严重的老年人。

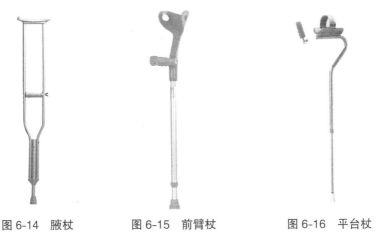

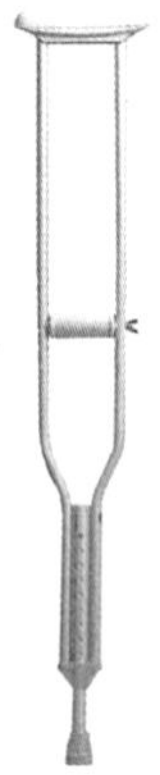

图 6-14　腋杖

图 6-15　前臂杖

图 6-16　平台杖

（2）前臂杖

前臂杖（图 6-15）又称为洛式杖，可单用也可双用，适用于握力差、前臂力量较弱但又不必用腋杖者。

（3）平台杖

平台杖（图 6-16）又称为类风湿杖，有固定带将前臂固定在平台式前臂托上，适用于平衡能力极差的老年人。对于手关节有严重类风湿性关节炎的老年人或手有严重损伤、病变不能负重的老人来说，使用平台杖有助于提高平衡能力，方便行走和保持身体稳定。

步行器使用照料

3）步行器的种类及适用对象

步行器（图 6-17）是支撑体重，保持平衡和行走的工具，适用于下肢功能障碍、行走不稳的老年人，如偏瘫、截瘫、截肢、全髋置换术后的老年人等。其支撑面大，更为稳定和安全。常见的步行器种类如下。

（1）框架式步行器

框架式（两轮、三轮、四轮）步行器可支撑体重，便于老年人站立和行走，其支撑面积大，稳定性好。使用时老年人两手扶住左右两侧，在框架当中站立即可行走。

（2）截瘫步行器

截瘫步行器需根据老年人的具体情况专门制作配置，主要适用于第 10 胸椎或第 10 胸椎以下完全性截瘫或部分高位不完全性截瘫的老年人。

（3）交替式步行器

交替式步行器适用于各种原因导致的第 4 胸椎以下完全性或更高节段不完全性脊髓损伤的老年人。

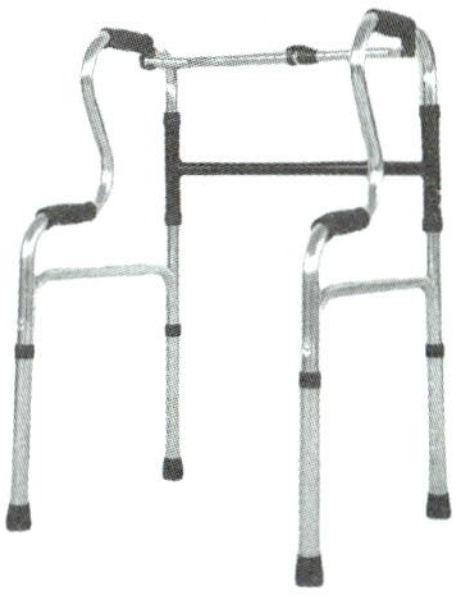

图 6-17　步行器

【操作步骤】

表 6-3　辅助器转运的操作步骤及要点说明

操作步骤		要点说明
评估	（1）老年人：评估老年人的病情、身高、体重、肌力、肢体活动度及配合能力等	❖ 老年人身体状况允许，着装合体，鞋子防滑，愿意配合
	（2）环境：安静，地面干燥，平坦，光线充足	❖ 地面无水迹、油渍等
	（3）照料人员：着装整洁，洗净双手，修剪指甲	❖ 七步洗手法
	（4）用物：用物备齐，根据老年人身体状况选择合适的辅助器具	❖ 辅助器具（手杖、拐杖、步行器）、手消毒液、记录单、笔
实施	（1）手杖的使用： ▲ 检查手杖：检查手杖把手有无松动，与地面接触的橡胶底垫是否完好，手杖高度是否合适，高度调节按钮是否锁紧等 ▲ 核对沟通：核对床号、姓名，向老年人解释手杖的使用方法及注意事项，以取得老年人的理解和配合 ▲ 讲解示范：照料人员边讲解边演示手杖的使用方法 ▲▲ 站立：让老年人一只手握住手杖，手杖放在脚的前外侧约 15 cm 处，照料人员站于另一侧搀扶老人站起 ▲▲ 三点步：一只手握手杖，重心移到健足上，先将手杖向前移动，迈出患足后，手杖支撑，再迈出健足 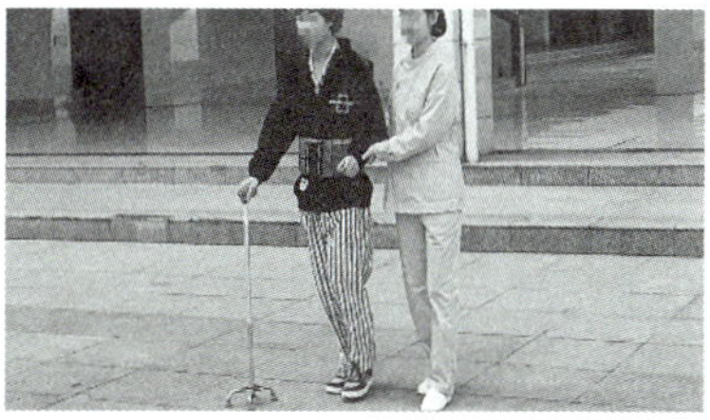 （手杖三点步行走）	❖ 检查手杖是否完好，保证老年人安全 ❖ 合适的手杖高度有利于保持正确的站立和行走姿势，合理运用手杖的支撑力，避免引起损伤 ❖ 询问老年人有无其他需求 ❖ 帮助老年人理解手杖的使用方法 ❖ 如老年人有一侧肢体偏瘫，则一般由健侧手持手杖

续表

	操作步骤	要点说明
实施	▲▲ 两点步：一只手握手杖，重心移到健足上，同时迈出手杖和患足，用手杖支撑，再迈出健足 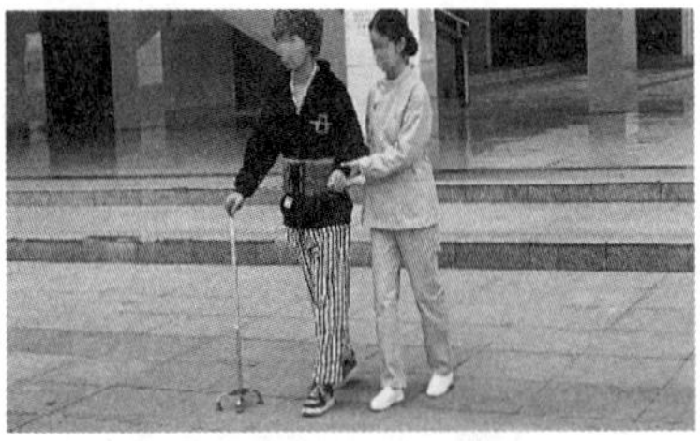 （手杖两点步行走） ▲▲ 上台阶：先迈健足，再上手杖，最后迈上患足 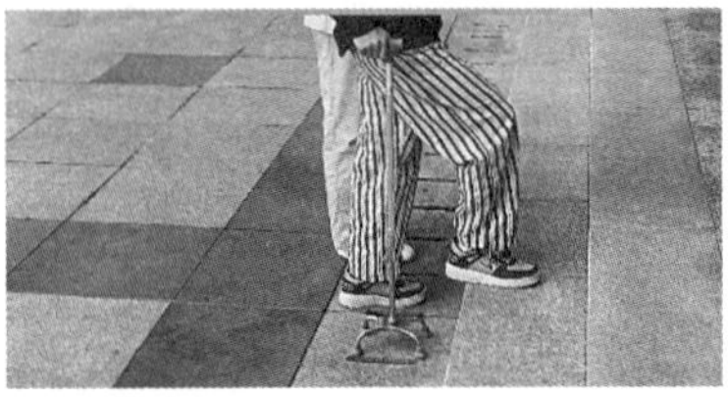 （使用手杖上台阶） ▲▲ 下台阶：先将手杖下移，再下移患足，最后健足下移 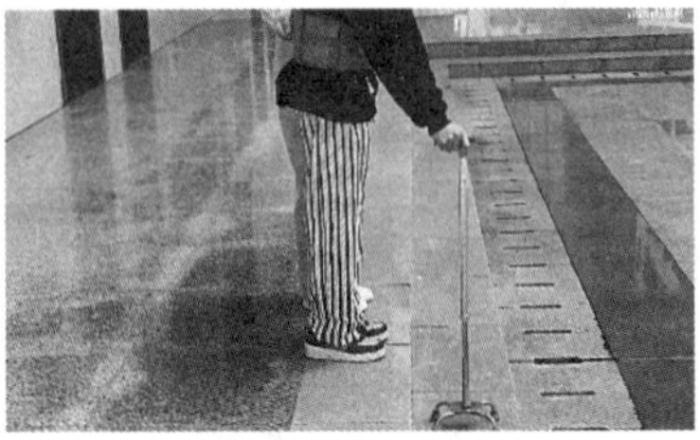 （使用手杖下台阶） ▲▲ 坐下：照料人员站于老年人患侧搀扶老年人坐于椅子或床面上	
	▲ 保护行走：照料人员搀扶老年人手握手杖站起，手杖放在脚的前外侧，目视前方采用三点步或两点步行走	❖ 老年人无偏瘫时，照料人员应站在道路侧陪同行走，老年人偏瘫时，照料人员应站在患侧陪同行走，行走时，照料人员可以拉住特制的老年人保护腰带防止老年人跌倒
	（2）拐杖的使用： ▲ 检查拐杖：检查拐杖各连接部位是否牢固，与地面接触的橡胶底垫是否完好，高度是否合适，螺丝有无松动或损坏等	❖ 检查拐杖是否完好，保证老年人安全

续表

	操作步骤	要点说明
实施	▲ 核对沟通：核对床号、姓名，向老年人解释拐杖使用的方法及注意事项，以取得老年人的理解和配合	❖ 询问老年人有无其他需求
	▲ 讲解示范：照料人员边讲解边演示拐杖的使用方法	❖ 帮助老年人理解拐杖的使用方法
	▲▲ 站立：将双拐立于患侧，一只手握住拐杖把手，另一只手扶住椅子或床面，用力撑起身体并依靠健侧下肢站立，将一根拐杖交于另一侧手中，双拐放于身体外侧前方	
	▲▲ 四点步行走：先向前移动患侧拐杖，再向前迈出健侧下肢，然后移动健侧拐杖，最后迈出患侧下肢 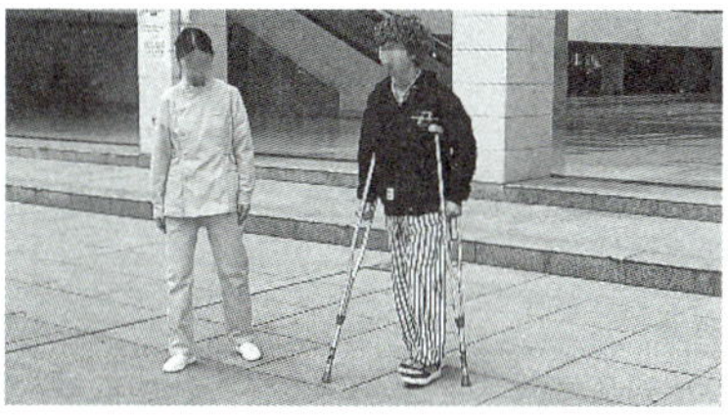 （拐杖四点步行走）	❖ 四点步行走适用于无法以任何一脚支撑身体全部重量的老年人
	▲▲ 三点步行走：双手同时将拐杖迈向前方，然后移动患侧下肢，最后迈出健侧下肢 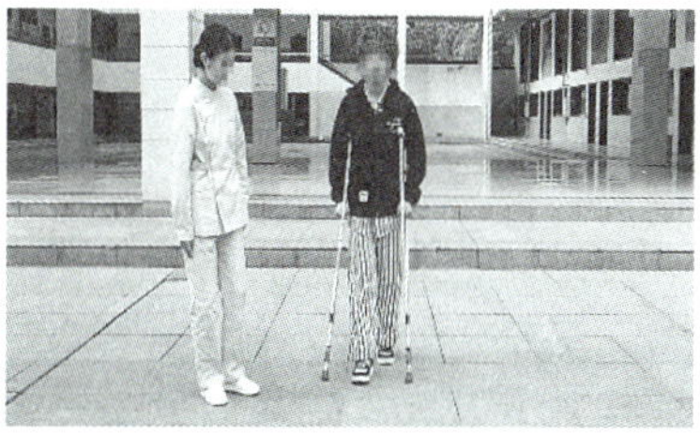 （拐杖三点步行走）	❖ 三点步行走适合于一侧下肢障碍，患腿只能部分负重或完全不能负重使用的老年人
	▲▲ 两点步行走：同时向前迈出患侧拐杖和健侧下肢，然后再同时迈出健侧拐杖和患侧下肢 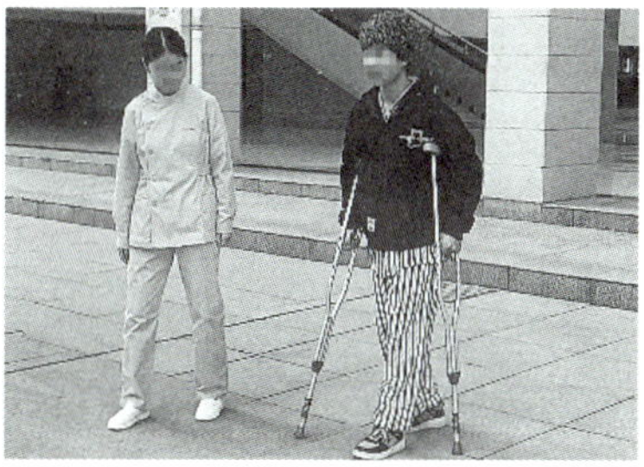 （拐杖两点步行走）	❖ 两点步行走适用于腿部无法支撑重量，但平衡好、臂力较强或熟练四点步行走后的老年人

续表

操作步骤		要点说明
实施	▲▲ 上台阶：双臂撑住双拐，先将健侧下肢迈到台阶上，然后健侧下肢用力伸直，身体稍向前倾，同时将患侧下肢和双拐迈到台阶上 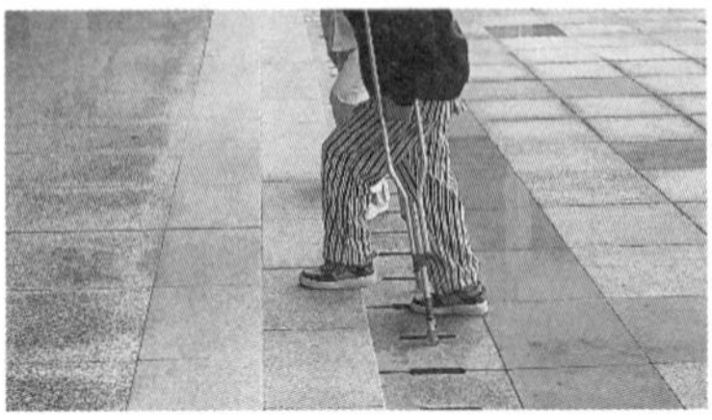 （使用拐杖上台阶）	
	▲▲ 下台阶：先把双拐放于下一台阶上，然后将患侧下肢下移，双臂用力撑住双拐，最后将健侧下肢移下台阶 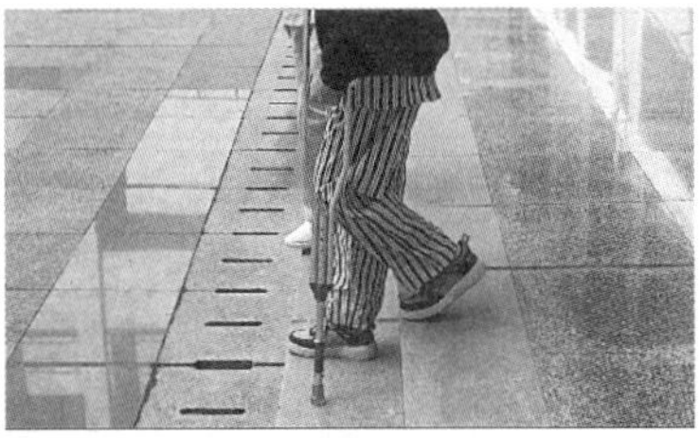 （使用拐杖下台阶）	
	▲▲ 坐下：将双拐立于患侧，健腿后移碰到床或椅的边缘，一只手握住拐杖把手，另一只手扶住椅子或床面，依靠健侧下肢用力重心下移坐于椅子或床面上	
	▲ 保护行走：照料人员协助老年人手握拐杖站起，拐杖放于脚的前外侧，目视前方采用四点步、三点步或两点步行走	❖ 行走时，利用手臂力量支撑身体，不要将腋窝紧靠在拐杖的顶端，以免腋下臂丛神经受压
	（3）步行器的使用：	
	▲ 检查步行器：检查步行器各连接部位是否牢固，高度是否合适，与地面接触的橡胶底垫是否完好，螺丝有无松动或损坏等	❖ 检查步行器是否完好，保证老年人安全
	▲ 核对沟通：核对床号、姓名，向老年人解释步行器使用的方法及注意事项，以取得老年人的理解和配合	❖ 询问老年人有无其他需求
	▲ 讲解示范：照料人员边讲解边演示步行器的使用方法	❖ 帮助老年人理解步行器的使用方法

续表

操作步骤		要点说明
实施	▲▲ 站立：将步行器放于老年人正前方，一只手放在架上，另一只手放在床面，臀部向前移，双膝微曲，患肢在前，重心向前然后起立	
	▲▲ 四步法行走：先将步行器一侧向前移动一步（25 ～ 30 cm），患侧下肢抬高后迈出，约落在步行器横向的中线偏后方，然后再将步行器另一侧向前移动一步，迈出另一侧下肢 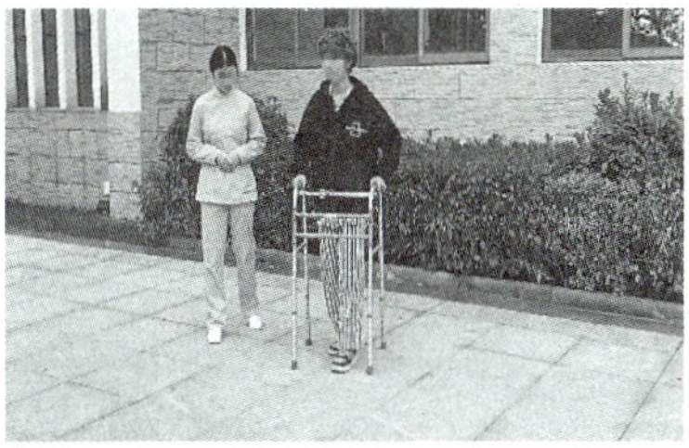 （四步法行走）	
	▲▲ 三步法行走：双手同时将步行器举起向前移动一步（25 ～ 30 cm），然后患侧下肢抬高后迈出，约落在步行器横向的中线偏后方，最后迈出健肢与患肢平行 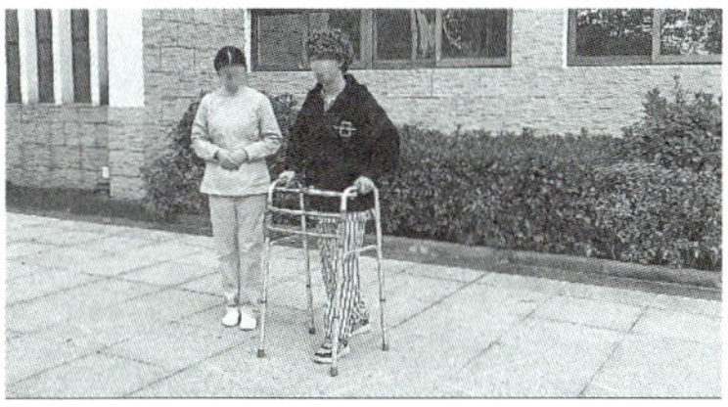 （三步法行走）	
	▲▲ 坐下：慢慢后移至健侧腿碰到床的边缘，一只手握住步行器把手，另一只手扶住床面，双膝微曲，患肢在前，重心下移坐于床面上	
	（4）保护行走：照料人员协助老年人站起，目视前方，采用四步法或三步法行走	❖ 照料人员陪伴老年人行走，保持适当距离，必要时给予帮助 ❖ 行走过程中，照料人员要注意有无妨碍行走的障碍物，及时清理；观察老年人有无不适，询问老年人的感受，如果老年人感到疲劳应及时休息 ❖ 进行行走训练时注意循序渐进，增加活动量

续表

操作步骤		要点说明
实施	(5)安置老年人：将老年人安置在合适体位，询问老年人有无其他需求	❖ 询问老人有无其他需求，及时满足
	(6)整理记录： ▲ 整理用物 ▲ 洗手，记录	❖ 将拐杖放回固定存放处 ❖ 记录手杖 / 拐杖 / 步行器的使用时间及情况，过程中如有任何异常情况应及时处理并准确记录
评价	(1)质量标准：辅助器使用过程中老年人无不适反应，能积极配合	
	(2)熟练程度：程序正确，操作规范，注意安全	
	(3)人文关怀：及时关注老年人，老年人感到满意；沟通自然、有效，充分体现人文关怀	

任务工单 6-3　辅助器使用照料

项目名称	任务清单内容	
任务描述	孙奶奶，女，69 岁，高血压病史 15 年。2 个月前因意识模糊、头痛、恶心、呕吐而入院，医院诊断为脑出血，经治疗后生命体征和病情稳定，但右侧肢体瘫痪，日常生活起居需他人协助完成，于 3 天前办理入住康养照护中心。目前意识清醒，能清晰地与照料人员进行交流沟通，渴望下床活动，请指导并协助孙奶奶使用手杖到户外散步	
任务目标	能正确评估孙奶奶的活动情况，指导并协助孙奶奶使用手杖进行户外活动，并注意保障孙奶奶的安全	
任务分析		
任务实施	评估	
	实施	

续表

项目名称	任务清单内容	
任务实施	注意事项	
任务总结		
实施人员		
任务评价		

（卢珊）

项目 7　危机处理

项目导入

老年人由于各器官生理功能下降，反应能力减弱，容易发生跌倒、烫伤、异物卡喉等意外伤害，甚至发生严重的心脏骤停。照料人员应协助医护人员做好这些急危重症老年人的紧急救助，正确进行意外伤害的早期处理，对于维护老年人生命安全和身心健康有着十分重要的意义。

本项目共包括 4 个学习任务：心脏骤停处理；跌倒处理；烫伤处理；异物卡喉处理。

学习目标

1. 培养良好的洞察力和急救意识，能积极迅速地识别异物卡喉。

2. 熟悉老年人发生跌倒、烫伤及异物卡喉的临床表现及常见原因，并能指导老年人正确预防。

3. 能正确实施心肺复苏及海姆立克急救法，帮助老年人保持呼吸道通畅，避免发生窒息、心脏骤停等严重后果。

4. 能正确应对老年人发生跌倒、烫伤等意外。

任务 7.1　心脏骤停处理

心脏骤停处理

各种原因引起的心脏骤停，若抢救不及时可导致死亡，发生心脏骤停后，身边的目击者如能及早正确地实施心肺复苏术，对挽救心脏骤停者的生命至关重要。因此，每一个普通公民都应该掌握心肺复苏术，提高心肺复苏术的普及率，也是提升院外心肺复苏成功率的重要举措。作为养老机构的照料人员，心肺复苏术也是必须掌握的重要急救技术之一。

1）心脏骤停

（1）心脏骤停的概念

心脏骤停是指心脏射血功能突然终止，大动脉搏动与心音消失，重要器官（如脑）严重缺血、缺氧，导致生命终止。

（2）心脏骤停的判断

①突然意识丧失：轻摇或轻拍并大声呼叫，观察其有无反应，如无反应，则说明老年人意识丧失。

②大动脉搏动消失：一般首选颈动脉作为判断有无大动脉搏动的部位，颈动脉表浅且颈部易暴露。可用食指、中指指端先触及气管正中，男性可先触及喉结，然后滑向颈外侧气管与胸锁乳突肌之间的沟内，触摸有无搏动，一般触摸 5 ～ 10 秒。如颈动脉无搏动，即可确定心脏骤停（图 7-1）。

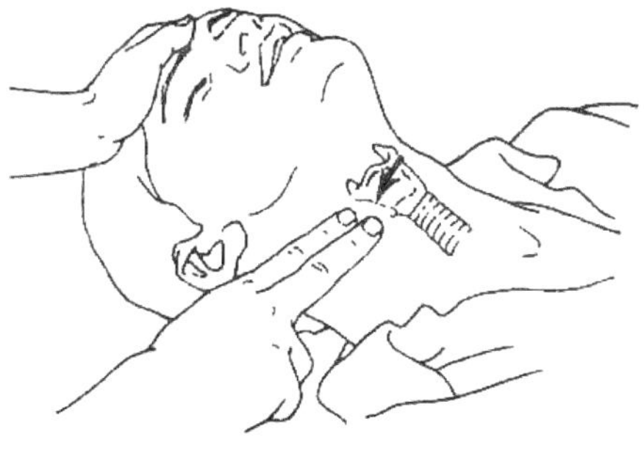

图 7-1　触摸颈动脉搏动

③呼吸停止：可通过听有无呼气声或用面颊靠近老年人的口鼻部感觉有无气流逸出，并观察胸腹部有无起伏。

④瞳孔散大：出现瞳孔散大，对光反射消失。用手电筒观察瞳孔对光反射。

⑤皮肤苍白或发绀：以口唇和甲床等末梢处最明显。

⑥心音消失：听诊无心音。

其中以意识突然丧失和大动脉搏动消失这两个指标最为重要，出现这两个征象即可判定心脏骤停，应立即实施心肺复苏，不要等各种表现均出现后再判断，应分秒必争，切忌因听心音、测血压或等心电图而延误抢救时机。

2）心肺复苏术

（1）心肺复苏术概念

心肺复苏是针对呼吸心跳停止所采取的抢救关键措施，即胸外按压形成暂时的人工循环并恢复自主搏动，采用人工呼吸代替自主呼吸，快速电除颤转复心室颤动，以及尽早使用血管活性药物来重新恢复自主循环的急救技术。现代心肺复苏技术包括基础生命支持、高级生命支持和持续生命支持3部分。基础生命支持又称现场急救，是指在事发现场，由专业或非专业人员立即以徒手方法进行复苏抢救，以保证重要脏器的血液供应，尽快恢复心跳、呼吸，促进脑功能的恢复。BLS技术主要包括胸外心脏按压、开放气道和人工呼吸。

（2）心肺复苏成功的判断标准

进行了5个循环的胸外心脏按压和人工呼吸后可通过以下征象判断复苏成功：

①自主呼吸恢复；

②可触及大动脉的搏动；

③瞳孔由大变小，出现对光反射；

④口唇、面色、四肢末端的皮肤颜色由发绀转为红润；

⑤收缩压能维持在60 mmHg及以上；

⑥昏迷变浅，出现反射或挣扎。

【操作步骤】

表7-1 心肺复苏术的操作步骤及要点说明

操作步骤		要点说明
评估	（1）老年人：评估老年人的意识状态、呼吸、脉搏、有无活动义齿等	❖ 尽快判断老年人的意识状态及大动脉搏动，如确认没有，应立即实施心肺复苏
	（2）环境：安全、宽敞、光线充足，必要时用屏风遮挡	❖ 确保现场对照料人员和老年人都是安全的
	（3）照料人员：着装整洁，修剪指甲，洗手	❖ 七步洗手法
	（4）用物：用物备齐，摆放有序	❖ 血压计、听诊器、手消毒液、记录单、笔，必要时备木板、脚踏凳
实施	（1）评估环境：远离灾害现场等危险环境	❖ 如是触电者，应及时切断电源或用木棍挑开电线
	（2）判断意识：双手轻摇或轻拍老年人并在老年人耳旁大声呼唤	❖ 检查老年人有无反应
	（3）检查脉搏和呼吸：触摸大动脉搏动，同时查看有无呼吸	❖ 无呼吸或仅有喘息可判定为呼吸停止 ❖ 触摸大动脉搏动一般不少于5秒，不超过10秒

续表

	操作步骤	要点说明
实施	(4) 立即呼救：立即拨打 120 急救电话或呼叫旁人帮忙拨打 120 急救电话	❖ 取得 AED 等急救设备或请旁人帮忙获得
	(5) 安置体位：将老年人仰卧于硬板床上或硬地上，若老年人是卧于软床上的，需在其肩背下垫一块板，去枕仰卧	❖ 该体位有助于胸外心脏按压的有效性 ❖ 注意使老年人的头、颈、躯干在同一轴线上，身体无扭曲 ❖ 若需翻转成仰卧位，注意保护颈部，照料人员一只手固定颈椎，另一只手绕过老年人腋下固定肩膀翻身 ❖ 怀疑有头颈、脊椎外伤者不宜搬动，以免损伤脊髓
	(6) 心脏按压： ▲ 照料人员站于或跪于老年人身体一侧，松解衣领、领带、文胸及腰带等，暴露胸腹部 ▲ 按压部位：胸部中央，胸骨下半部，以两乳头连线中点为按压点 ▲ 按压方法：一只手掌根接触老年人胸部皮肤，另一只手重叠压在手背上，十指相扣，定位手的手指翘起不接触胸壁，两臂伸直，使双肩位于双手的正上方，垂直向下用力快速按压，每次按压后使胸廓充分回弹，但掌根不离开胸壁 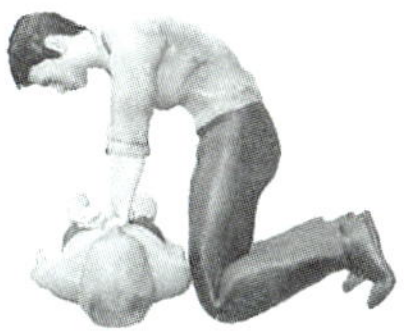 (胸外心脏按压姿势) ▲ 按压深度：使胸骨下陷 5 ～ 6 cm ▲ 按压频率：100 ～ 120 次 / 分钟 ▲ 按压时间：按压时间与放松时间之比为 1∶1	❖ 按压部位应正确，避免导致肋骨骨折、损伤大血管或胃内容物反流等 ❖ 间接压迫左右心室，以替代心脏的自主收缩 ❖ 按压力量适度，姿势正确，两肘关节固定不动，双肩位于双手臂的正上方 ❖ 照料人员必须避免在按压间隙倚靠在老年人身上，迅速解除压力，使胸骨自然复位
	(7) 开放气道： ▲ 清除口腔、气道内的分泌物或异物，取下活动义齿 ▲ 开放气道 ▲▲ 仰头提颏法：照料人员一只手的小鱼际置于老年人前额，用力向后压使其头部后仰，另一只手食指、中指置于老年人的下颌骨下方，将颏部向上抬起	❖ 有利于呼吸道通畅 ❖ 使舌根上提，解除舌后坠保持呼吸道畅通 ❖ 注意手指不要压向颏下软组织深处，以免阻塞气道

续表

操作步骤		要点说明
实施	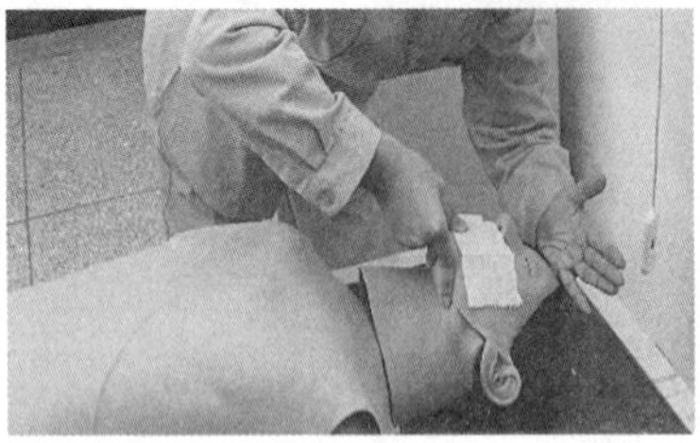 （仰头提颏法） ▲▲ 仰头抬颈法：照料人员一只手抬起老年人颈部，另一只手以小鱼际置于老年人前额，使其头后仰，颈部上托 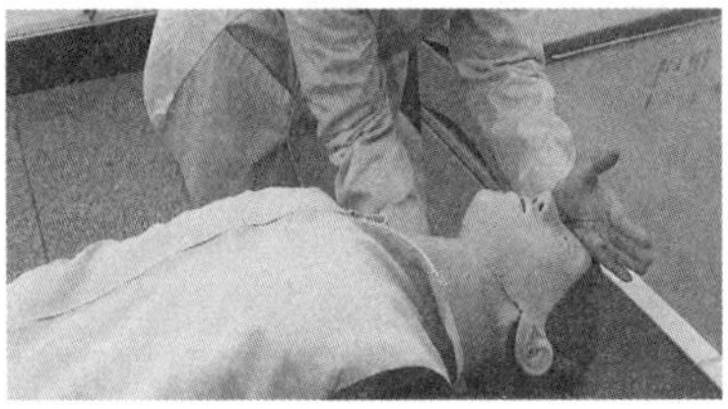 （仰头抬颈法） ▲▲ 双下颌上提法：照料人员双肘置老年人头部两侧，持双手食指、中指、无名指放在老年人下颌角后方，向上或向后抬起下颌 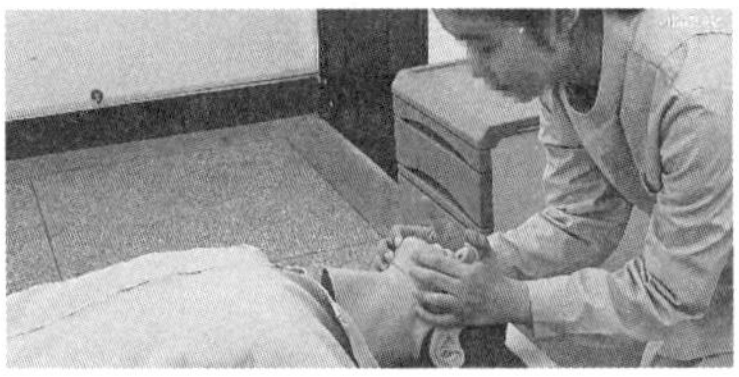 （双下颌上提法）	❖ 头、颈部损伤的老年人禁用 ❖ 适用于疑有颈部损伤的老年人 ❖ 老年人头保持正中位，不能使头后仰，不可左右扭动
	（8）人工呼吸： ▲ 口对口人工呼吸 ▲▲ 在老年人口鼻处盖一单层纱布或隔离膜，保持老年人头后仰，照料人员用拇指和食指捏住老年人鼻孔，双唇包住老年人口部吹气，见明显的胸廓隆起即可 ▲▲ 吹气完毕，松开捏鼻孔的手，侧转换气，同时观察胸部回落情况，再次吹气，连续吹气两次 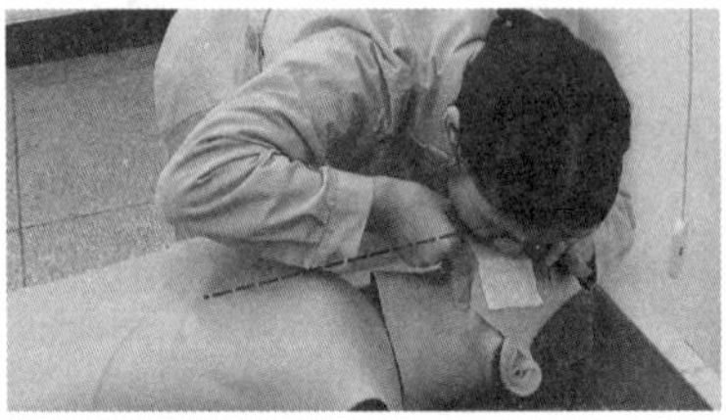 （口对口人工呼吸）	❖ 防止交叉感染 ❖ 防止吹气时气体从口鼻逸出 ❖ 每次吹气量 500 ～ 600 mL，吹气时照料人员用余光观察胸廓起伏 ❖ 吹气时间不短于 1 秒

续表

操作步骤		要点说明
实施	▲ 口对鼻人工呼吸 ▲▲ 采用仰头提颏法，同时用提颏的手将老年人口唇紧闭 ▲▲ 深吸一口气，双唇包住老年人鼻部吹气，方法同上 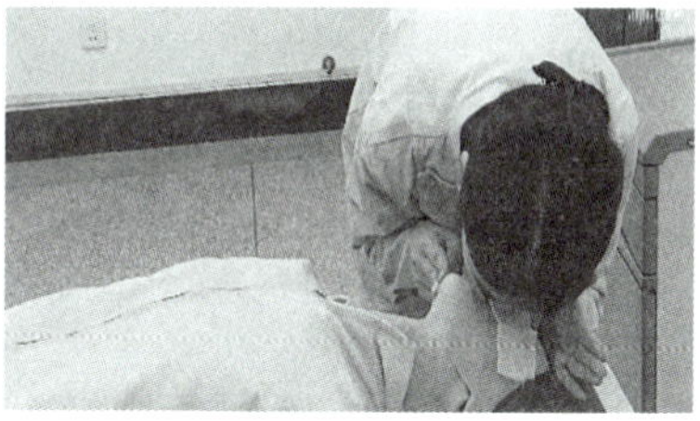 （口对鼻人工呼吸）	❖ 适用于口腔严重损伤或牙关紧闭的老年人 ❖ 防止吹气时气体从口逸出
实施	（9）循环重复：按压与人工呼吸之比为 30∶2，连续 5 个循环	
实施	（10）判断效果：操作 5 个循环后，评估老年人的意识、大动脉搏动、呼吸、面色、瞳孔等，判断复苏效果	❖ 有自主循环和呼吸后停止按压和吹气 ❖ 如未复苏成功则继续抢救 5 个循环后再次判断
实施	（11）整理记录： ▲ 整理衣物，将老年人置于复苏体位，等待救护车到来 ▲ 洗手，记录	❖ 注意保暖 ❖ 记录复苏时间、复苏情况等
评价	（1）质量标准：正确完成人工呼吸与心脏按压，施救过程中老人未发生二次伤害	
评价	（2）熟练程度：抢救及时，程序正确，操作规范，动作迅速	
评价	（3）人文关怀：关心老年人，充分体现人文关怀	

任务工单 7-1　心脏骤停处理

项目名称	任务清单内容
任务描述	沈奶奶，67 岁，半年前因心绞痛发作入院治疗，既往有冠心病病史 5 年。3 年前老伴去世，育有一子在外地工作，遂将老人送至养老院。沈奶奶平时喜欢与养老院其他老人聊天说话，打发时间，当天下午与隔壁周奶奶聊天过程中发生口角，争吵过程中突感心前区疼痛不适，继而倒地，意识丧失，呼吸、心跳停止，照料人员发现后立即为沈奶奶实施心肺复苏术
任务目标	能正确评估沈奶奶的意识状态及大动脉搏动，采用正确的抢救技术救助沈奶奶，挽救沈奶奶的生命
任务分析	

续表

项目名称	任务清单内容	
任务分析		
任务实施	评估	
	实施	
	注意事项	
任务总结		
实施人员		
任务评价		

（卢珊）

任务 7.2　跌倒处理

老年人是跌倒的高危人群，跌倒所致意外是影响老年人身心健康的重要原因之一。跌倒容易导致病情加重，严重影响老年人的身心健康和生活自理能力，给家庭和社会带来巨大的负担。因此，照料人员需熟悉导致老年人跌倒的风险因素，并做好相应的风险防范，在老年人发生跌倒意外时能及时、正确地处理。

跌倒的预防

1）跌倒的概念

跌倒是指突发、不自主、非故意的体位改变，倒在地上或更低的平面上。

2）老年人跌倒的危害

老年人跌倒死亡率随年龄的增长而急剧上升。跌倒除导致老年人因脑血管意外等原因直接死亡外，还导致大量残疾，影响老年人的身心健康。例如，跌倒后的恐惧心理可以降低老年人的活动能力，使其活动范围受限，生活质量下降。

3）老年人跌倒的危险因素

（1）生理因素

①平衡功能受损：平衡功能受损和步态不稳定是引发老年人跌倒的主要原因。老年人各系统，特别是神经系统的某些功能衰退，从而发生平衡障碍，导致活动能力下降。老年人可能会更加谨慎地缓慢踱步行走，造成步幅变短、行走不连续、脚不能抬到一个合适的高度，使跌倒发生的风险性增加。另外，老年人中枢控制能力下降，对比感觉降低，躯干摇摆加大，反应能力下降，反应时间延长，从而导致跌倒的风险性增加。

②感觉系统功能下降：老年人常出现视力、视觉分辨能力、视觉的空间或深度感及视敏度下降，同时传导性听力损失、老年性耳聋等会影响听力，难以听到有关跌倒风险的警告声或反应时间延长，从而增加了跌倒的风险性。

③骨骼肌肉系统改变：老年人骨骼、关节、韧带及肌肉的结构、功能逐渐出现损害和退化，是老年人发生跌倒的常见原因。骨骼肌肉系统功能退化会影响老年人的活动能力、步态的敏捷性、力量和耐受性，使老年人行走时举步不稳，抬脚不高，导致跌倒的风险性增加。老年人骨质疏松也会增加跌倒的风险性。

④中枢神经系统改变：中枢神经系统发生退行性改变，影响老年人的智力、肌力、肌张力、感觉、反应能力、反应时间、平衡能力、步态等，增加了跌倒的风险性。

（2）病理因素

慢性疾病的病理性改变可能影响神经系统功能，关节炎、痴呆、体位性低血压和贫血史都容易导致跌倒。癫痫、颈椎病和心源性晕厥等慢性病急性发作也常常引起跌倒。

（3）药物因素

很多药物可以影响老年人的神志、精神、视觉、步态、平衡等而引起跌倒。例如，老年人常用的镇静催眠药、抗高血压药、降血糖药、利尿药等，有些可使反应变慢，有些可致低血糖、低血压，从而增加了跌倒的风险性。

（4）心理因素

心理因素如郁闷、沮丧等，减弱了老年人对自己和周围环境的注意力，不易发生风险情况。另外，害怕跌倒也能使老年人行为能力降低，行动受到限制，从而影响步态和平衡能力而增加了跌倒的风险性。

（5）环境因素

昏暗的灯光，湿滑、不平坦的路面，地面杂乱、低置的物品，不平或高的门槛，厕所的马桶较低，洗澡间瓷砖太滑，进出浴盆或淋浴间无扶手，没有扶手的楼梯，台阶破烂、不平整，椅子太矮或无扶臂等都可能增加跌倒的风险性，不合适的鞋子、过大过长的裤子和不适宜的辅助器也有发生跌倒的可能。

（6）社会因素

老年人的受教育和收入水平、卫生保健水平、享受社会服务和卫生服务的途径、室外环境的安全设计，以及老年人是否独居、与社会的交往和联系程度都会影响跌倒的发生率。

医院常用跌倒风险因素评估表对住院患者进行高危患者的评估和筛选。总分≥4分为跌倒（坠床）高危患者，需要引起高度警惕。养老机构同样适用此表（表7-2），总分≥4分的老年人，照料人员应将其列为重点照护对象。

表7-2　老年人跌倒（坠床）风险因素评估表

序号	老年人跌倒（坠床）风险因素评估	分值/分
1	年龄≥70岁	1
2	最近一年曾有不明原因跌倒（坠床）史	2
3	阿尔茨海默病	2
4	意识障碍	1
5	烦躁不安	4
6	肢体残缺或偏瘫	1
7	移动时需要帮助	1
8	视力障碍	2
9	听力障碍	1
10	体能虚弱	2
11	头晕、眩晕、体位性低血压	2
12	不听劝告或不寻求帮助	1
13	服用影响意识或活动的药物，如镇静安眠剂、降压药、利尿剂、降血糖药、镇痉抗癫剂、麻醉止痛剂等	1～2
合计		—

【操作步骤】

表 7-3　老年人跌倒应对的操作步骤及要点说明

	操作步骤	要点说明
评估	老年人：评估老年人的意识、身体状况，是否能够坐起或站立	❖ 老年人跌倒后，不要急于扶起，要先判断情况，酌情处理
实施（意识不清者救助）	（1）紧急救助：指定人员拨打 120 急救电话	❖ 若老年人跌倒后意识不清或虽意识清醒，但初步判断情况较严重，应立即正确拨打急救电话
	（2）止血包扎：有外伤、出血，立即止血、包扎	❖ 如果老年人身体有外伤、触痛、畸形、肢体不能自主活动等情况，需要立即对伤处进行止血、包扎、固定等处理，以保护伤口，减少污染，防止因骨折断端移位而损伤血管、神经等组织，减轻老年人疼痛
	（3）保持呼吸道通畅：呕吐者，立即将头偏向一侧，并清理口腔、鼻腔分泌物，保持呼吸道通畅	❖ 密切观察老年人的呼吸情况，注意保暖
	（4）心肺复苏：如呼吸、心跳停止，应立即进行胸外心脏按压、人工呼吸等急救措施	❖ 进行胸外心脏按压时按压部位必须正确，否则会导致肋骨骨折、损伤大血管或胃内容物反流等
	（5）抽搐处置：抽搐者，移至平整软地面或身体下垫软物，防止碰、擦伤，必要时牙间垫清洁毛巾、被子角、较厚的衣服等，防止舌咬伤	❖ 不要硬掰抽搐的肢体，防止肌肉、骨骼损伤
	（6）搬动患者：如需搬动，保证平稳，尽量平卧	❖ 如果伤者有颈、腰部疼痛、肢体不能自主活动、肢体感觉减退或消失等情况，禁止非专业人员搬动伤者，防止二次损伤
实施（意识清者救助）	（1）休息：轻度受伤者，可搀扶或用轮椅将老年人送回病床，嘱其卧床休息并观察	❖ 注意救护过程中随时观察老年人的意识状态
	（2）受伤部位处理：皮肤出现瘀斑者，进行局部冷敷；皮肤擦伤渗血者，给予包扎；有外伤、出血者，立即止血、包扎并就医	❖ 根据受伤的不同情况，及时进行处理
	（3）检查肢体情况：检查有无肢体疼痛、畸形、关节异常、肢体位置异常等提示骨折的情形	❖ 若有或无法判断，则不要随便搬动，以免加重病情，并立即拨打急救电话
	（4）检查腰椎损害情况：查询有无腰、背部疼痛，双腿活动或感觉异常及大小便失禁等提示腰椎损害情形	❖ 若有或无法判断，则不要随便搬动，以免加重病情，并立即拨打急救电话

续表

	操作步骤	要点说明
实施（意识清者救助）	（5）询问跌倒过程：询问老年人跌倒情况及对跌倒过程是否有记忆	❖ 如不能记起跌倒过程，出现记忆丧失、头痛等情况，可能为晕厥甚至脑血管意外，应立即送老年人就医或拨打急救电话
	（6）查看是否有脑卒中：询问老年人有无剧烈头痛或口角歪斜、言语不利、手脚无力等提示脑卒中的情况	❖ 若有脑卒中的情况，应立即拨打急救电话，不可立即扶起
实施后（风险防范）	（1）环境安全：床单位设置合理，确保地面干燥，灯光照明适宜，走廊两侧、厕所安有扶手，浴室放置防滑垫，过道上不要堆积杂物，夜间有必要的照明，安装必要的报警和监控设备 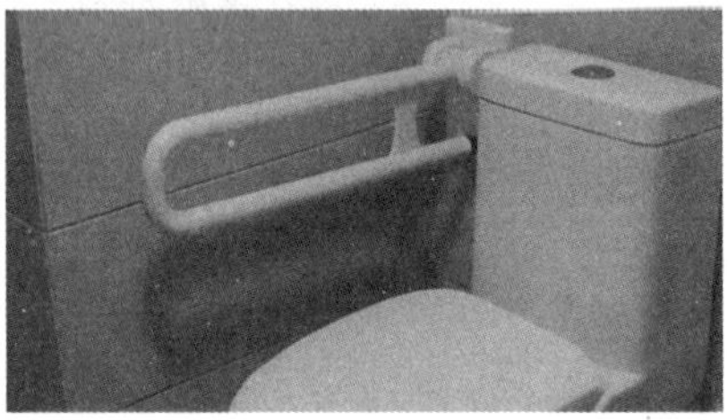 （有扶手马桶）	❖ 对于衰弱或行动不便的老年人来说，养老院的环境安全对预防跌倒至关重要
	（2）物品放置：热水瓶、拖鞋、便器等物品应摆放在老年人方便使用的位置 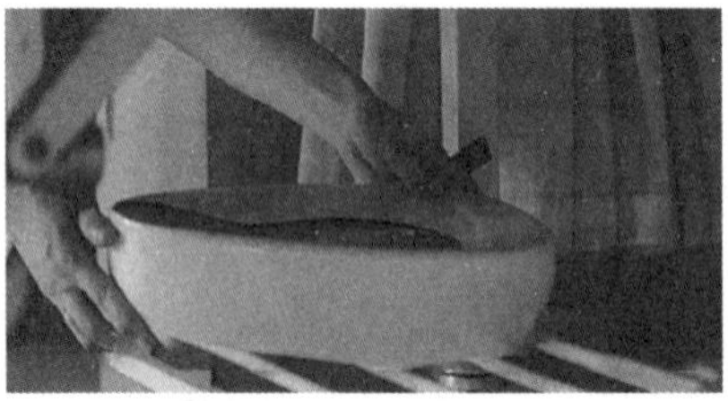 （物品放置合理）	❖ 指导老年人拿不到物品时应寻求他人帮助，避免使用梯子、凳子登高造成摔倒
	（3）如厕安全：对于肢体功能严重缺陷或者功能障碍的老年人，如厕时原则上协助床上大小便，必要时由照料人员陪同如厕	❖ 协助老年人床上大小便时，注意保护其隐私
	（4）变换体位：患有高血压的老年人起床、变换体位时，应指导其动作要缓慢 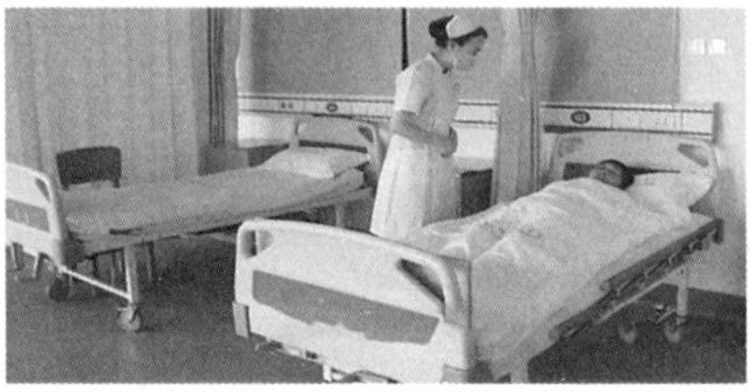 （指导患者变换体位）	❖ 防止老年人发生体位性低血压而跌倒

续表

操作步骤		要点说明
实施后（风险防范）	（5）健康宣教：向跌倒高危老年人及其家属进行健康宣教，告知“预防跌倒十知道”	❖“预防跌倒十知道”： ▲ 行动不便、虚弱、无法自我照顾、智力下降的老年人，请照料人员或家属在旁陪伴，协助活动 ▲ 下床时请慢慢起来，特别是在服用某些特殊药物，如降压药、安眠药时 ▲ 当您需要协助时，请按呼叫铃，照料人员会到您身边 ▲ 保持地面干净，如地面潮湿，应及时请照料人员处理 ▲ 将您的物品收纳于柜中，保持走道通畅 ▲ 卧床时请拉起床挡，特别是躁动不安、意识不清时 ▲ 请穿上合适尺码的衣裤，以免绊倒 ▲ 请将您的生活用品放在容易取到的地方 ▲ 房间保持灯光明亮，使您的行动更方便 ▲ 上厕所时如需要帮忙，请按呼叫铃
评价	（1）质量标准：做好老年人跌倒预防，老年人发生跌倒意外时能及时正确处理	
	（2）熟练程度：程序正确，操作规范，动作熟练，注意安全	
	（3）人文关怀：关心老年人，老年人感到满意；沟通有效，充分体现人文关怀	

任务工单 7-2　跌倒处理

项目名称	任务清单内容
任务描述	张阿姨，73 岁，自理老人，到养老院已 1 周有余。某日上午，张阿姨在活动时因未站稳不慎摔倒。照料人员急忙跑过去询问情况并检查有无伤情，经检查发现张阿姨右手肘皮肤被擦破，且有少量出血。照料人员及时通知医生并向部门主管汇报，医生到场后安排护士为张阿姨右手肘伤口进行清创处理并联系家属，要求家属陪同张阿姨到医院做进一步检查。经检查，老年人除右手肘伤外无其他不良后果
任务目标	能正确评估张阿姨跌倒的风险因素，并做好张阿姨跌倒风险的防范；能在张阿姨发生跌倒后进行及时正确的处理
任务分析	

续表

项目名称	任务清单内容	
任务分析		
任务实施	评估	
	实施	
	注意事项	
任务总结		
实施人员		
任务评价		

（李琴）

老年人烫伤处理

任务 7.3 烫伤处理

老年人由于肢体反应能力及活动能力下降，在日常生活中极易发生烫伤，引起老年人剧烈疼痛等不舒适，严重者可导致休克、感染、自我形象改变等严重后果。如果老年人患糖尿病等慢性疾病，一旦烫伤，愈合难度更大。因此，预防老年人烫伤是老年照护的首要任务之一，照料人员需了解烫伤面积估算及烫伤深度评估等相关知识，掌握老年人烫伤后的处理方法。

1）烫伤的概念

烫伤是指由高温液体（沸汤、沸水、热油）、高温固体（烧热的金属等）或高温蒸汽所致的皮肤损伤，是烧伤中最常见的类型。

2）老年人烫伤的危险因素

（1）生理因素

老年人因神经系统及皮肤组织老化而导致痛觉、温觉减退，若使用热水袋或洗澡的时间和温度不当，一旦感觉皮肤疼痛或者有烧灼感时，往往已经造成皮肤烫伤。另外，由于老年人行动不便或视力减退，日常生活中往往会不小心碰倒热水杯或热水瓶等，极易造成烫伤。

（2）病理因素

患有糖尿病周围神经病变、脉管炎、脑血管等疾病的老年人痛觉、温觉减退，泡脚或洗澡时水温过高容易导致烫伤。

（3）治疗因素

使用热疗方法不当容易导致老年人出现烫伤，例如，使用烤灯等热疗仪器如温度设置、距离调节不当，很容易导致老年人治疗部位出现烫伤。老年人采用中医拔罐、艾灸、针灸等理疗时，理疗器温度过高或者操作技术不当都会造成烫伤。

3）烫伤程度的判断

（1）烫伤面积估算法

①手掌法：五指并拢，单掌面积约为自身体表面积的 1%，适用于估算小面积烫伤。

②新九分法：适用于成年人（包括老年人）较大面积烫伤，I° 烫伤不计入其中（表 7-4）。

表 7-4　烫伤面积估算（新九分法）

部位	成人各部位面积
头、面、颈部	1 个共计 9% 头部 3%、面部 3%、颈部 3%
双上肢	2 个 9%，共计 18% 双手 5%、双前臂 6%、双上臂 7%
双下肢	5 个 9% 加 1%，共计 46% 双臀 5%、双足 7%、双小腿 13%、双大腿 21%
躯干	3 个 9%，共计 27% 躯干前 13%、躯干后 13%、会阴 1%

新九分法口诀：3、3、3（头、面、颈），5、6、7（双上肢），13、13（躯干），1（会阴），5、7、13、21（双臀、双下肢）。

（2）烫伤深度评估

常用三度四分法评估烫伤深度。由轻到重、由浅至深分为三度：Ⅰ°烫伤、Ⅱ°（又分为浅Ⅱ°和深Ⅱ°）烫伤、Ⅲ°烫伤，不同深度烫伤的表现和预后见表 7-5。

表 7-5　烫伤的表现和预后

烫伤分度		局部症状、体征	损伤深度及预后
Ⅰ°烫伤		❖ 局部红、肿、热、痛，烧灼感，无水疱	❖ 最轻，仅伤及表皮浅层 ❖ 3～5 天愈合，不留瘢痕
Ⅱ°烫伤	浅Ⅱ°烫伤	❖ 水疱较大、创面底部肿胀发红，感觉过敏、剧痛	❖ 伤及真皮乳头层 ❖ 2 周可愈合，不留瘢痕
	深Ⅱ°烫伤	❖ 水疱较小，皮温稍低，创面呈浅红或红白相间，感觉迟钝、微痛	❖ 伤及真皮深层 ❖ 3～4 周愈合，留有瘢痕
Ⅲ°烫伤		❖ 形成焦痂。创面无水疱、蜡白或焦黄，皮温低，感觉消失	❖ 伤及皮肤全层，达皮下、肌肉、骨等 ❖ 2～4 周焦痂分离，肉芽组织生长，形成瘢痕

【操作步骤】

表 7-6　老年人烫伤应对的操作步骤及要点说明

操作步骤		要点说明
评估	（1）老年人：评估老年人的伤情，判断烫伤部位和程度，安抚伤者，稳定其情绪。离开危险现场，取舒适体位	❖ 老年人烫伤后，应迅速脱离热源，以免继续损伤
	（2）环境：光线充足，室内安静	❖ 环境安全
	（3）照料人员：洗手并用干净毛巾擦干，戴口罩	❖ 时间紧迫时，照料人员不必充分准备后才帮助老年人处理烫伤
实施（Ⅰ°烫伤的处理）	（1）“冷却治疗”：立即将伤处浸在凉水中，如有冰块，将冰块敷在伤处效果更佳，“冷却”时间不短于 30 分钟。若烫伤部位不是手或足，不能将伤处浸在凉水中，可将受伤部位用毛巾包好，再在毛巾上浇水，或用冰块敷效果更佳 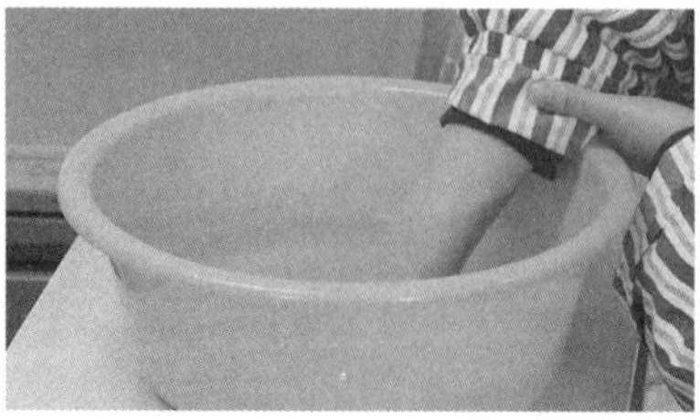 （将伤处浸在凉水中）	❖“冷却治疗”有降温、减轻余热损伤、减轻肿胀、止痛、防止起疱等作用。烫伤后要立即进行，浸泡时间越早、水温越低，效果越好。但水温不能低于 5 ℃，以免冻伤。冬天需要注意其他部位的保暖

续表

	操作步骤	要点说明
实施（Ⅰ°烫伤的处理）	（2）烫伤膏涂抹：用烫伤膏涂抹烫伤部位，3～5 天便可自愈	❖ 切勿使用酱油、牙膏、肥皂等“民间土方”涂抹伤处，以免贻误病情甚至导致感染等不良后果
实施（Ⅱ°烫伤的处理）	（1）泡：用凉水低压冲洗或浸泡 30 分钟进行“冷却治疗”	❖ 口诀：降温止痛防感染，保护水疱送医院
	（2）脱：脱下烫伤处的衣物	❖ 脱衣过程中必须谨慎，严防加大创面，必要时可以剪掉伤处的衣物
	（3）盖：用干净的布或衣服、毛巾等盖住伤处	❖ 保护水疱，防止感染
	（4）送：立即送往医院就医	❖ 若伤处水疱已破，不可浸泡，以防感染。可用无菌纱布或干净手帕包裹冰块，冷敷伤处周围，立即送医
实施（Ⅲ°烫伤的处理）	（1）防止感染：立即用清洁的衣服或被单简单包扎，避免伤处污染和再次损伤	❖ 创面不要涂抹药物，保持清洁
	（2）立即送医：立即报告，迅速就医	❖ 如发现老年人面色苍白、神志不清、神志昏迷，应及时拨打 120 急救电话
实施后（烫伤的预防）	（1）正确热疗：使用温疗仪、烤灯时，照料人员要熟练掌握使用方法，密切监测温度变化，观察治疗部位局部情况，告知患者和家属不要随意调节仪器	❖ 尤其要高度关注患有感觉运动功能障碍的老年人
	（2）生活方面：指导老年人安全使用生活设施，例如，洗澡时先开冷水再开热水，结束时先关热水再关冷水；热水瓶放在固定的不易碰倒的地方；使用电器时，反复告知注意事项，并定期检查电器是否完好	❖ 指导老年人如果行动不便，可以让照料人员协助
	（3）饮食方面：给予老年人热汤或热水时，提前放至温凉	❖ 必要时向老年人说明，引起注意
评价	（1）质量标准：做好老年人烫伤预防，老年人发生烫伤意外时能及时正确处理	
	（2）熟练程度：程序正确，操作规范，动作熟练，注意安全	
	（3）人文关怀：关心老年人，老年人感到满意；沟通有效，充分体现人文关怀	

任务工单 7-3　烫伤处理

<table>
<tr><th>项目名称</th><th colspan="2">任务清单内容</th></tr>
<tr><td>任务描述</td><td colspan="2">李爷爷，68 岁，自理老人。入院记录显示，李爷爷身体健康，精神状态良好。某日早晨起床上厕所时不小心把床边桌旁的热水瓶碰倒，李爷爷疼得大叫。照料人员听到声音后急忙跑去查看，发现李爷爷左脚被烫伤，立即进行紧急处理</td></tr>
<tr><td>任务目标</td><td colspan="2">能正确评估李爷爷烫伤的危险因素，并做好李爷爷烫伤的预防；李爷爷发生烫伤后能及时正确处理</td></tr>
<tr><td>任务分析</td><td colspan="2"></td></tr>
<tr><td rowspan="3">任务实施</td><td>评估</td><td></td></tr>
<tr><td>实施</td><td></td></tr>
<tr><td>注意事项</td><td></td></tr>
<tr><td>任务总结</td><td colspan="2"></td></tr>
<tr><td>实施人员</td><td colspan="2"></td></tr>
<tr><td>任务评价</td><td colspan="2"></td></tr>
</table>

（李琴）

任务7.4 异物卡喉处理

1）异物卡喉

异物卡喉即出现喉头或气管异物，简称气道异物，常见于老年人和儿童，某些疾病（如精神病、阿尔茨海默病等）患者也较易发生，一旦发生气道异物，极易导致窒息而很快危及生命。因此，提高民众预防气道异物的理念与常识，有着非同寻常的生命价值，尤其是在养老院、幼儿园等机构的工作人员，能够及时识别并处理异物卡喉十分重要。

2）异物卡喉的常见原因

（1）抢食和暴食

多见于精神障碍的老年人、中重度阿尔茨海默病的老年人。其原因多是服用抗精神病药物发生锥体外系副反应，出现吞咽肌运动不协调而使食物卡住咽喉甚至误入气管。

要预防以上原因导致的异物卡喉，有以下要点：

①进食时随时提醒老年人细嚼慢咽，不可快速吞食。

②对不能自行进食者，必须把固体食物切成小块，喂饭时确认上一口已经完全咽下才能喂下一口，切不可操之过急。

③吃汤圆、水饺、年糕、果冻等滑溜或黏性食物时，要警惕发生噎食，千万不要整个放在老年人口中，最好让老年人不吃此类食物。

（2）药物不良反应或癫痫发作

进食时抽搐发作，或药物不良反应，致咽喉肌运动失调，从而导致发生噎食。

（3）边进食边从事其他活动

老年人边讲话嬉笑、边进食进水，在说笑时食物（尤其是坚果、果仁、糖块、甜果冻等细小或光滑的食物）会通过开放的会厌软骨处滑入喉头甚至气管，从而导致卡喉。

要预防此类异物卡喉，应嘱咐老年人在进食进水时避免说笑、走路、玩耍或做其他运动，不要口含小、圆、滑的物品如硬币、弹球、纽扣等。

3）异物卡喉的识别

不管是异物卡喉，还是呕吐物误吸或痰液堵塞，都会造成老年人严重呼吸困难甚至窒息，可很快因严重缺氧而威胁生命，因此及时识别异物卡喉并紧急处理十分关键。发生异物卡喉后，一般会有的特征如下。

①老年人突然不能发音，双眼圆瞪、双手掐住喉部，表情痛苦伴有濒死感，通常会用手按住颈部或胸前，并用手指向口腔。

②如果部分堵塞气道，老年人可出现突然呛咳、喘鸣、呼吸困难、面色口唇紫绀等表现；严重者可完全堵塞气道，迅速出现窒息，导致意识丧失，甚至呼吸、心脏骤停。

4）异物卡喉的应急处理方法

（1）刺激舌根部法

当食物阻塞在咽喉部时，可试用汤勺柄刺激老年人舌根部，以引起呕吐，促使食物排出体外。

（2）拍背法

照料人员站立在老年人的侧后位，老年人头部保持在胸部水平以下，一只手放于老年人胸前以做围扶，另一只手的掌根部对准老年人肩胛区脊柱，用力连续给以 4 ～ 6 次急促的拍击，充分利用重力作用使异物排出，如图 7-2 所示。

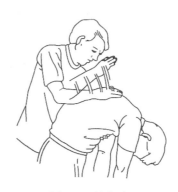

图 7-2　拍背法

（3）海姆立克急救法

海姆立克急救法

海姆立克急救法，也称为海氏手技、海氏冲击法，其原理是将人的肺部设想成一个气球，气管就是气球的气嘴儿，假如气嘴儿被阻塞，可以用手快速捏挤气球，气球受压球内空气上移，从而将出口的阻塞物冲出。

具体实施时，照料人员环抱老年人，向其上腹部快速施压，迫使其上腹部下陷，造成膈肌突然上升，使老年人的胸腔压力骤然增加。由于胸腔是密闭的，只有气管一个开口，故气管和肺内的大量气体（450 ～ 500 mL）就会在压力的作用下自然地涌向气管，从而将异物冲出，恢复气道通畅，如图 7-3 所示。

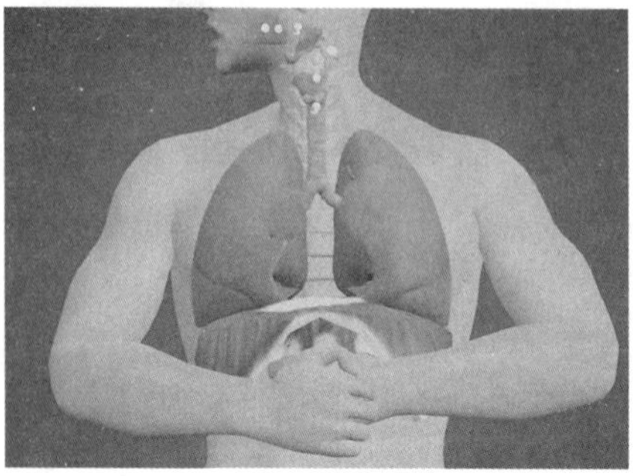

图 7-3　海姆立克急救法原理

如果异物堵塞在气道内，老年人的意识仍然清醒，可采取站立位或坐位腹部冲击；如意识不清醒，则采取卧位腹部冲击。

【操作步骤】

表 7-7 海姆立克急救法的操作步骤及要点说明

<table>
<tr><th colspan="2">操作步骤</th><th>要点说明</th></tr>
<tr><td rowspan="3">评估</td><td>（1）老年人：评估老年人的身体情况，意识是否清楚，是否能够站立或者坐起</td><td rowspan="3">❖ 老年人发生异物卡喉时，首先应采取刺激舌根部法或拍背法排出异物，在无效且紧急的情况下方可采取海姆立克急救法
❖ 老年人的胸腹部组织的弹性及顺应性差，易导致腹部或胸腔内脏破裂及出血、肋骨骨折，因此，需严格把握冲击力度</td></tr>
<tr><td>（2）环境：安静、舒适、安全，光线充足</td></tr>
<tr><td>（3）照料人员：迅速判断老年人异物卡喉状况，采取合适的急救姿势</td></tr>
<tr><td rowspan="2">实施</td><td>（1）老年人清醒：
▲ 沟通：请老年人不要恐慌，务必积极配合照料人员急救
▲ 体位：照料人员站于老年人身后，老年人取站立位或坐位
▲ 冲击腹部：照料人员双臂分别从两腋下前伸并环抱住老年人，一只手握拳于脐上方，另一只手从前方握住手腕，双手向后、向上快速地用力冲击腹部，迫使上腹部下陷。反复实施，直至堵塞物排出
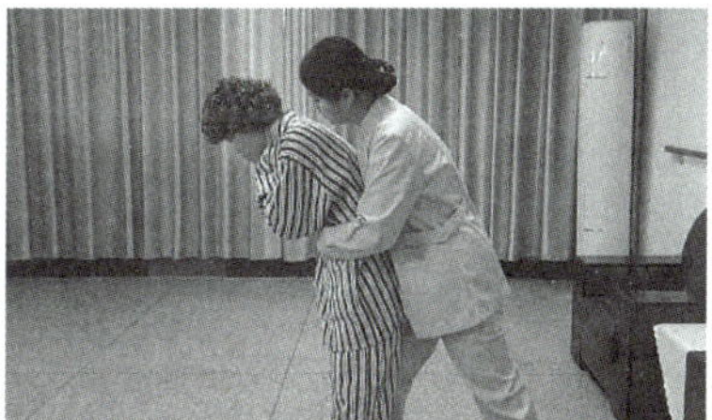
（冲击腹部姿势）</td><td>❖ 在平时的健康教育中，可告知老年人发生异物卡喉时，若身边无人，可自己用力咳嗽以祛除气道异物，也可自己实施腹部冲击，或借助坚硬、突出的物体（如椅背）实施腹部冲击，将异物排出
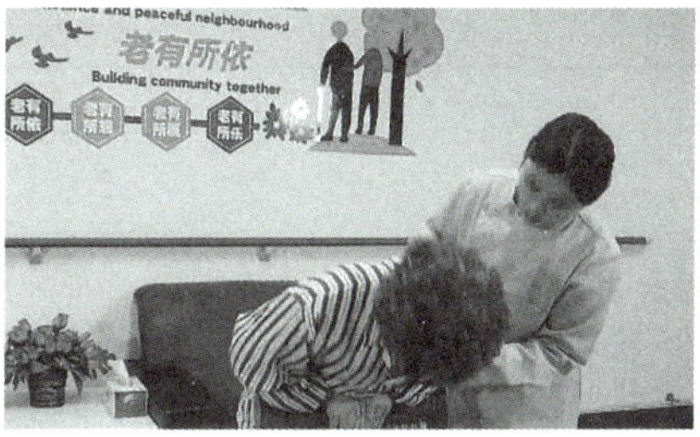

（借助椅背实施腹部冲击）</td></tr>
<tr><td>（2）老年人意识不清醒：
▲ 体位：老年人就地仰卧，照料人员双腿分开跪于老年人大腿外侧
▲ 腹部冲击：照料人员双手叠放，用掌根顶住腹部（脐上方），快速地、冲击性地向后上方压迫，然后打开老年人下颌，如异物已被冲出，迅速掏出、清理呼吸道</td><td>❖ 若老年人已经发生心脏骤停，清理气道异物后，应立即实施心肺复苏</td></tr>
</table>

续表

<table>
<tr><th colspan="2">操作步骤</th><th>要点说明</th></tr>
<tr><td rowspan="2">实施</td><td>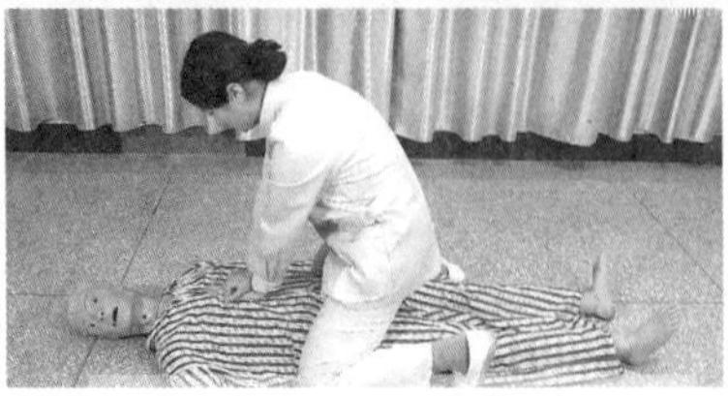
（跪姿冲击腹部）</td><td></td></tr>
<tr><td>（3）记录：
▲ 询问检查：询问老年人有无不适，检查有无并发症发生，必要时转送医院继续诊治
▲ 记录：记录本次急救情况</td><td>❖ 记录老年人发生异物卡喉的原因、处理的经过及结果</td></tr>
<tr><td rowspan="3">评价</td><td>（1）质量标准：及时为异物卡喉的老年人进行海姆立克急救，有效排出气道异物</td><td></td></tr>
<tr><td>（2）熟练程度：程序正确，操作规范，动作熟练，注意安全</td><td></td></tr>
<tr><td>（3）急救意识：反应迅速，及时识别并处理异物卡喉，老年人未发生窒息、心跳骤停等严重后果</td><td></td></tr>
</table>

任务工单 7-4　异物卡喉处理

项目名称	任务清单内容
任务描述	周爷爷，81 岁，住在照护中心，今日，周爷爷的儿子和孙子前来看望老年人。在陪伴周爷爷说话时，小孙子给了一颗硬糖给周爷爷吃，结果周爷爷在大笑时糖果卡在了喉部，脸立即涨得通红，很快表现出面色发绀、双眼圆瞪、双手掐住喉部，表情极为痛苦。旁边的照料人员立即判断老年人发生了异物卡喉，紧急采取了急救措施
任务目标	能及时识别周爷爷异物卡喉，必要时采取海姆立克急救法帮助周爷爷排出异物，保持呼吸道通畅，避免窒息、心脏骤停等严重后果
任务分析	

续表

<table>
<tr><th>项目名称</th><th colspan="2">任务清单内容</th></tr>
<tr><td rowspan="3">任务实施</td><td>评估</td><td></td></tr>
<tr><td>实施</td><td></td></tr>
<tr><td>注意事项</td><td></td></tr>
<tr><td>任务总结</td><td colspan="2"></td></tr>
<tr><td>实施人员</td><td colspan="2"></td></tr>
<tr><td>任务评价</td><td colspan="2"></td></tr>
</table>

（王蓉）

参考文献 CANKAO WENXIAN

[1] 人力资源和社会保障部教材办公室，中国就业培训技术指导中心上海分中心，上海市职业技能鉴定中心 . 养老护理员：四级 [M]. 北京 : 中国劳动社会保障出版社，2013.

[2] 人力资源和社会保障部教材办公室，中国就业培训技术指导中心上海分中心，上海市职业培训研究发展中心 . 养老护理员：五级 [M]. 北京 : 中国劳动社会保障出版社，2012.

[3] 贺丽春，李敏，范丽红 . 老年人生活与基础照护实务 [M]. 上海 : 复旦大学出版社，2024.

[4] 张岩松，等 . 养老服务理论与实践 [M]. 北京 : 化学工业出版社，2021.

[5] 许福子 . 老年人生活照料 [M]. 大连：大连理工大学出版社，2020.

[6] 陈卫，郭亚隆 . 中国的人口负增长与人口老龄化 [J]. 北京社会科学，2023（8）: 101-112.

[7] 赵敏，张维亮 . 失能老人居家养老护理现状分析 [J]. 护理研究，2022，36（7）:1225-1228.

[8] 曾晴文，汤波 . 我国居家养老服务存在的问题与对策研究 [J]. 中国医学伦理学，2023，36（12）:1358-1363.

[9] 王美艳 . 中国人口形势、挑战与应对策略 [J]. 国家安全研究，2023（6）:102-121，165-166.

[10] 陈平，陈若思 . 日本居家养老服务模式建设经验及启示 [J]. 社会政策研究，2023（3）:50-63.